うつ病の遅滞度を測定する

編著
ダニエル・ヴィドロシェ

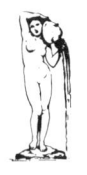

訳
斎藤　徹

星和書店

Seiwa Shoten Publishers

2-5 Kamitakaido 1-Chome
Suginamiku Tokyo 168-0074, Japan

LE RALENTISSEMENT DÉPRESSIF

by
Daniel Widlöcher

Translated from French
by
Toru Saito

French edition copyright © 1983 by Presses Universitaires de France
Japanese edition copyright © 2000 by Seiwa Shoten Publishers. Tokyo

訳者まえがき

　本訳書は，Presses Universitaires de France（P. U. F.）社から1983年に出版された Daniel Widlöcher 編著，Le Ralentissement Dépressif の全訳である。うつ病の本質を「遅滞」いわゆる「制止」とし，その「抑うつ性遅滞」を評価する独自のスケールをまとめている。うつ病を「遅滞」という生物一般に生来的な現象を通して，心理ならびに生物学の両面から統合的に捉えた新たな視点の紹介である。

　かつて，「内因性」と「神経症性」のうつ病亜型分類は重要な意味をはらんでいた。このふたつの概念が病因論をめぐる論争にまで発展し，相対立していたのであった。内因性論者はうつ病の原因を脳内の生物化学的変化に求めた。実際，ノルアドレナリンがうつ病患者に不足していることが発見されたことによる。最近ではさらにセロトニンの欠乏も指摘され，これら脳内アミンの気分に対する作用が明らかになりつつある。他方，神経症をモデルとする心因論者はフロイト以来の流れを汲む心理学的見解を堅持した。

　まず精神分析において，うつ病は成し遂げられない喪の仕事に例えられる。うつ病では，自我が「喪失した対象」と同一視され，この対象に対する愛と憎しみの両価的な感情が自らに対して抱かれることになる。通常であれば失った対象に向けられるべき非難や攻撃が自分自身に向けられるとするのである。

また認知心理学からの一派は，ベックやケリーが中心となって，うつ病を認知過程の変化として理解し，「自我」，「外界」，「未来」に関する認知構造が適切に機能しない状態と考えた。このため，それらの三領域に結びつく表象がネガティヴな色彩に染められ，独断，一般化，過小評価，細事へのとらわれなど，現実が歪められて受け取られることになると主張した。

現在，1980年のDSM-III以来，内因性と神経症性のうつ病亜型はひとつにまとめられ，ただその重症度によって下位分類がなされるようになっている。

著者は以前から，これらの内因か心因といった古い二元論を避け，また，根拠のあいまいな操作的診断基準にもとらわれず，うつ病について，それを成立させるさまざまなメカニズムとともに社会心理学的な要因をも含めた根本からの見直しを試みていた。その結果，危機に対する人間の基本的な反応は「不安」と「抑うつ」と説く精神分析学の知見と，「抑うつ」という反応はすでに動物に原型が見られると説く行動学の知見に着想を得て，「抑うつ性遅滞」の理論に到達したのである。うつ病の本質を，逃れられない困難な状況に対する「自動反応」，つまり「遅滞」と考えたのであった。この理論は，うつ病の重症度を反映するという「抑うつ性遅滞スケール」の完成，応用によって実証されている。フランスでは臨床から研究まで幅広く用いられるスケールであり，とりわけ抗うつ剤効果の予測可能性を特徴とする点では，本邦でも有用性が期待できると思われる。なお，「制止」という言葉には何らかのメカニズムの介入を暗示させるところがあるとして，その代わりに「遅滞」が用いられたことは本文中で述べられているとおりである。

とはいえ，著者はうつ病の本質を決して遅滞だけに求めようとしてはいない。むしろ主たる関心は抑うつの心理とうつ病の生理の関係を知ることにあるという。こうして，さらなるうつ病研究への糸口となるべき生物学的動向を提示してしめくくっている。この意味で，発表されてからしばらくたってはいるものの，本著の価値は未だ色あせてはいないと思われる。

著者，ダニエル・ヴィドロシェは1929年6月8日パリに生まれた。医学と心理学の学位を受け，サルペトリエール病院の精神科部長およびパリ大学ピエール，マリー・キュリー医学部の精神科教授として活躍した後，1997年からは同学部の名誉教授となっている。

主な著作としては次のものがあげられる。

- 「小児の心理劇」(Le psychodrame chez l'enfant, P. U. F., Paris, 1962)
- 「子供の絵の解釈」(L'interprétation des dessins d'enfants, Dessart et Mardaga, Bruxelles, 1965)
- 「フロイトそして変化の問題」(Freud et le problème du changement, P. U. F., Paris, 1970)
- 「意味のメタ論理学」(Métapsychologie du sens, P. U. F., Paris, 1986)
- 「うつの理論」(Les logiques de la dépression, Fayard, Paris, 1983. 古川冬彦(訳), 岩波書店, 1987)
- 「精神分析の新しい切り札」(Les nouvelles cartes de la psychanalyse, Editions Odile Jacob, Paris, 1996)

訳者は1991年，サルペトリエール病院の生理学研究室(LENA)に留学中，本著と出会い，折に触れて著者とも接する機会を得ること

ができた。本邦訳のために著者は，当時の病棟医長，ニコラ・ダンチェフ氏に新しい研究報告の加筆原稿を依頼してくれている。第2章のIII，「遅滞の臨床評価と客観的な方法による測定との関係」と第4章の最後，「アルツハイマー型痴呆とHIV感染者の抑うつ性遅滞スケール評価」の部分である(1998年1月書簡)。お二人のご厚意のもとで，より今日的な新版として訳出できたことを心から感謝申し上げたい。

　訳注は必要最小限のものを本文中に「訳者注」と付記して括弧でくくった。原著の参考文献については加筆部分のものを含めてアルファベット順に組み直してある。

　翻訳にあたって十分注意したつもりではあるが，なお不適当な用語や誤訳などが残っているかもしれない。気付かれたところはご教示いただければ幸いである。

　最後に，ご多忙中のところをお願い申し上げて訳文のご校閲をいただいた，福島大学教育学部附属教育実践総合センターの中野明徳教授，財団法人東北予防衛生会青葉病院の菅野道会長，佗美旭名誉院長，邦訳について貴重なご意見をくださった，東京女子医科大学神経精神科の古川冬彦先生に深く感謝の意を表したい。また，翻訳出版にあたって数々の便宜を計っていただいた星和書店の石澤雄司氏，畑中直子氏に厚くお礼を申し述べたい。

　2000年3月

斎　藤　　徹

序　文

　パリ，サルペトリエール病院で約10年にわたり，うつ病患者の動き，会話，思考の特徴を詳しく観察するグループ研究が行われた。その成果をまとめたものが本著である。これにより，抑うつ症状の一面が少なからず明るみに出されるであろう。

　精神医学における臨床研究には，行動から症状を捉える医学モデルと，「個人的体験」を記述する精神病理学モデルがある。臨床研究は，異常心理学の伝統が伝えるように，このふたつの立場を両立させつつ，行動のさまざまな様式を解明することを旨としなければならない。こうした相反する条件からなる分析に十分耐えうるものとして，抑うつ性遅滞が注目される。抑うつ性遅滞は，うつ病の単なる一表出形態というより，固有の志向を有する合目的な適応反応と考えられないであろうか？

　本著のテーマはその検証といえる。第1章では，やや独断的になるが，関連事項ができるだけ明確になるよう，テーマを総括的にとりあげ，同時に伝統的な臨床の立場からも，今日，抑うつ性遅滞に関心が寄せられる理由を説明している。第2章では，この10年来発表されてきた抑うつ性遅滞の臨床評価とその測定方法について述べる。さらに，著者らが作成した評価スケールも詳しく紹介したい。というのは，次に続く章でこのスケールの応用例を説明することになるからである[1]。そこでは，著者らの観察結果を別の研究班で得ら

れた結果[2]と照らし合わせ，抑うつ症状における遅滞の位置付けをよりよく理解するために，また，遅滞を「制止」を伴う他の状態と比較検討するために，どのような方向付けが必要かを示している。そして最終章で生物学的メカニズム解明への足がかりをつけて終えることにした。この方面の準備は十分とはいえないながらも，あえてこうしたかたちで締めくくらねばならなかったのは，そうすることによってこれからの道筋が照らし出されると考えたからである。

　著者らはうつ病の本質を遅滞のみに求めているのではない。むしろ主たる関心は，行動や思考のさまざまなシステム，さまざまな生理学的異常の絡み合いを知ることにある。フロイトが「悲哀とメランコリー」で述べているように，遅滞はうつ病の縮図ではない。とはいえ，それは抑うつの心理学とうつ病の生理学を結ぶ架け橋を可能にしてくれるのではなかろうか。

1. 統計分析はすべて，終始労を尽くしてくださったフェルマニアン教授とランクルノン女史による。お二人の惜しみないご協力に深謝する。
2. われわれの評価スケールを追試，批判検討してくださったペレ教授（サンテティエンヌ）をはじめゲラル教授（トゥールーズ）とダルクール教授（ニース）の各研究班のご厚意に深謝する。

も　く　じ

訳者まえがき　iii
序　　文　vii

第1章　活動システムとその歴史的背景 …………………… 1
　Ⅰ．活動システムとしての遅滞　1
　Ⅱ．遅滞の歴史　11

第2章　抑うつ性遅滞の臨床評価とその方法 …………… 19
　Ⅰ．臨床評価と測定方法　19
　　1．主観による臨床評価　19
　　2．客観的な方法による測定　21
　Ⅱ．臨床評価スケールの作成　25
　Ⅲ．遅滞の臨床評価と客観的な方法による測定との関係　33
　　1．行動測定による研究　35
　　2．音声学的研究　36
　　3．認知学的研究　37
　　4．抑うつ性遅滞の概日研究　41

第3章　臨床への応用 ………………………………………… 45
　Ⅰ．抑うつ性遅滞の評価表　45
　Ⅱ．その他の抑うつ症状との関係　49
　　1．抑うつ性遅滞と精神運動焦燥　49
　　2．妄想うつ病における抑うつ性遅滞　52
　　3．抑うつ気分と抑うつ性遅滞　54

第 4 章　変異と境界 …………………………59

　Ⅰ．抑うつ性遅滞の量的変異　59

　Ⅱ．抑うつ性遅滞の質的変異―他の病理状況との関係　62

　Ⅲ．うつ病の疾病学的境界　68

　　1．抑うつ性遅滞と不安　68

　　2．抑うつ性遅滞と神経症性制止　72

　　3．抑うつ性遅滞と精神分裂病　73

　　4．抑うつ性遅滞と器質性認知障害　74

第 5 章　抑うつ状態の「生物学的境界」…………………………77

　Ⅰ．人間における生物学的研究　81

　　1．うつ病における神経伝達物質の変化　81

　　2．内分泌機能低下としての異常　83

　Ⅱ．動物モデル　84

付録　抑うつ性遅滞スケール …………………………93

　文　献　99

　人名索引　107

第 1 章　活動システムとその歴史的背景

D. WIDLÖCHER, J. F. ALLILAIRE, D. FRECHETTE

Ⅰ．活動システムとしての遅滞

　抑うつ状態を記述する際，「活動性の遅滞」という表現は臨床で常に見られるようになった。遅滞という用語は，かつての「制止」にとって代わったものである。制止は，一見同じ現象を指しているようなものの，不確かなメカニズムが介入していると考えさせる用語であった。とって代わったとはいえ，遅滞が担う概念も必ずしも明確に定義されているわけではない。多くの場合，精神運動遅滞の説明で済ませてしまうことが多い。ところがまさにこの表現自体が曖昧なのである。「精神運動」の部分が「精神」と「運動」の両方で遅滞を修飾しているようであり，また，「運動」を狭義の神経学的意味でなく活性面と解釈すれば，精神運動はもっぱら発動性症状ということになる。こうした曖昧さは，言葉の意味上のみに留まらず，遅滞の概念そのものを単純化し過ぎる傾向に至るまで，あまりにも頻繁に見られる。このことについてはいずれ触れることにする。

　精神運動遅滞の定義付けだけでも困難であるのに，精神活動性全体に対するその作用解明となると問題はさらに複雑になる。理由は，精神症状学が機能中心の古い心理学から未だに抜けきれないでいることによる。詳しく説明するとこうである。一般に，記憶，注意，

集中，連想，言語表現などの活動性は遅滞の形をとりうる。これらは，たいていは遅滞から独立しているものの，抑うつ状態になると変化することになるのである。例えば記憶についていえば，辛い出来事しか思い出せなくなって遅滞として表れてくる。実際，記憶ならば記憶の全活動性が問題にされるべきであるが，症状学ではその中から指標となるものを選ばねばならず，ここでどうしても伝統の枠に従わざるをえない。ところがそうすると，それぞれの記述法，症状表，評価スケールごとに取り上げられる指標は種類や数がまちまちとなり，遅滞に付与される重要度も均一さを失なってしまうのである。

結局問題は，われわれが症状学に認める意義である。医学モデルの場合，一症状としての遅滞は，識別そして治療の必要な，他には見られない，特定の障害における明確な指標としてふさわしいものでなければならない。ここで遅滞は特定の障害を代表する記号となるわけである。そして，記号としての遅滞の最も明瞭で恒常的な表現型がいくつか選ばれることになる。もし遅滞の表現型にばらつきがなく，みな判読しやすければ，ただひとつだけを取り上げられよう。現実には遅滞を見逃さないため，精神的なものであれ運動面のものであれ複数を選んでいる。こうして何らかの症状を特定の障害の代表記号に還元することには次のような危険が伴ってくる。つまり遅滞は，いくつかあるうちの唯一の症状として，言い換えると，うつ病を証明するためには遅滞だけを説明すればよいというような，いわば証拠としてしかみなされなくなるという危険である。

他方，精神病理学的に遅滞へ迫れば，視点はおのずと異なってくる。この場合，うつ病の他の症状と同様，遅滞はもはやひとつの記

号に還元されることはない。遅滞はさまざまな活動を組織して活動のタイプを作り上げるものとなる。遅滞は他の行動，より正確には他の行動の特性と絡み合い，結果的に全体として抑うつ状況を実現させるのである。落ち込むことは，その記号が遅滞であるような心理かつ生理学的障害に冒されることではない。落ち込むことは抑うつの活動システムの中に封じ込められることであり，遅滞が抑うつ特性を作り上げるようにしか，動き，考え，話すことができなくなることである。

　この活動性全体を背景から浮き上がらせるにはいろいろな方法があろう。具体的な観察点としては，身体の動きをはじめ，対話において互いの影響が反映される話し方，十分な対話関係が得られない孤立した状態に見られる操作活動性，孤立感の自覚，必要であれば周囲への反応などがあげられる。

　これらは臨床医にとってよく知られたものとなっている。重要なことは，全体としての一貫性であり，独自の傾向を呈することである。それらは特性として，特別な研究を要する一種の態度のシステムを作り上げる。われわれがこれから述べようとしているのはこの特性なのである。

　まず最初に，この態度システムは，他の活動システムと同様，表出のプロセスが非特異的であることを述べておきたい。確かに，抑うつ状態では，強迫観念または妄想の出現や増悪で活動の制止に至ることがある。不安による制止もありうる。さらに，心痛によって記憶の喚起に制止が生じることもある。ところがこうした非特異性にもかかわらず，これらのプロセスの間には互いに密接な関係が見られるため，すべてがひとつの要因で説明できることを疑いようが

なくなってしまう。すなわち，それらがひとつの共通なシステムに属していると考えたくなるのである。

このシステムは活動性全体にかかわる一方，表出はあらゆる領域でなされる種々の動機付けや活動パターンの絡み合いに応じて行動ごとに変化しうる。さらに詳しく述べるには，あえて思弁的な見方をしなければならない。遅滞という用語は，活動性速度の総合変化を意味するとはいえ，観察所見の細部までを正確に反映しているわけではないからである。むしろ別の活動性に引き継がれることなく，異常に延長して見えるさまをうまく描写している点では，「凝固」のほうが適切かもしれない。確かに遅滞は二通りに説明されよう。

人は皆，絶えずさまざまなリズムで同時進行する種々の活動性の場といえる。私はソファに座っている。全身に疲れや心地よさが感じられる。文章を数行書いてみる。私の思考は，今書かれたものから次にくる内容を考えたり，別の方面へ移ったりしながら行動全体を司る。こうしてみると，うつ病患者で滞っているあるいは失われているのは，表情や運動または精神的なものであれ，速いリズムの活動性であるように思われる。遅滞に対置される躁病性行為心迫と比較するとわかりやすい。これは，表情や衝動行為さらには言葉遊びに見られるように，速い行動が増強しており，ひとたび活動が企てられると間をおかず次の活動が連鎖される特徴がある。この速い連鎖では，最初の思考に誘導されて次の考えが生じることがあり，不適当にも観念奔逸と呼ばれる。その連鎖はまた外部からの刺激で生ずることもあり，これが過同調という状態である。ここで視点を逆にしてみると，われわれは遅滞の中に連想結合の低下あるいは喪失を見ることができよう。入れ替わるものが何も生じないために各

行動が延長しているのである。この場合，観念奔逸には思考の反芻が，過同調には周囲の刺激に対する無反応が対比される。

　問題は，「速い行動の消失」とする説と，「連想結合の低下」とする説との両立である。後者のように，連想結合の低下が行動の延長を引き起こすならば，それは続いて入れ替わる行動が何も生じないからであろうか？　ということは，それまでの活動パターンが引き延ばされているのか，または新たなパターンが生じているのか？　いずれも回答は今後の精神病理学研究を待たねばならない。とにかく遅滞は，通常の活動性を連続させる種々の興奮性の低下から生じるといえる。

　精神病理学的には，活動性の遅れとして，遅滞以外にもいくつかの表出形態が見られる。そしてそれらの極には，次のような「昏迷」群がある。まず，覚醒レベルの低下は活動性における速さに影響を与える。知的障害もまた遅滞を引き起こしうる（精神錯乱，痴呆）。分裂病性解離や神経症性制止にしても同様である。こうしたさまざまな表出形態とそれらの臨床上の問題点については抑うつ性遅滞の境界を述べる際に触れることにしたい。

　ところで，遅滞はどのような場合でも本質的に同じものであろうか？　連想結合の変調，つまり興奮性の障害は活動性に変化があれば常に存在するといえる。ただ，抑うつ性遅滞は，抑うつ状態に陥った生体構造の他の要素との関係がどうであれ，他の要素に汚染されない特有な様相を帯びているため，この様相を明確にすることが必要になってくる。それは独自の陰性特徴で他から区別され，思路障害にも解離性要素にも伴われることはない。むしろ自我への同調として考えると，論理的に当然の結果といえる。抑うつ以外の病的

状態に見られる活動性の遅れが認知面の変化を主とするのに対し，抑うつ性遅滞は知的には冒されていないのである。この点から次のような仮説を立てることができよう。抑うつ以外の遅滞が認知障害から生じた欠陥である一方，抑うつ性遅滞は逆に，適応を目的とした態度システムが誇張されたものである。それは量的には病的かもしれないが，論理的には，少なくとも質的には当然といえる。実際，抑うつ性遅滞の重症度は，診断の確立や治療の評価に重要な役割を担っている。

　ここまでくると遅滞と気分障害について述べる必要があろう。これらの間には極めて緊密な関係が多変量分析で証明されており，いずれもうつ病の基本要素と考えられてきた。問題はその相互関係の質，メカニズムである。事実，両者の概念をめぐって，遅滞を気分障害からの必然的な結果とする説と，独自の自生的なシステムとする説が対立している。

　遅滞を気分障害から生じたものとする説は，次のように言い換えることができよう。心痛は周囲への関心を失わせ，その関心の欠如が遅滞を引き起こす（ドレー）[16]。この図式的な見方は確かに現象学的な記述といえる。うつ病患者は主観的に自分の体験をこうして捉えることが多く，少なくともその体験をこのように描写するのである。

　他方，遅滞を独自の自主的なものとする説は次のような考え方による。関心が失せたと捉えられる現象は遅滞といえる。関心の欠如は遅滞の主観面なのである。それを因果律で述べようとするのは，活動の主観的体験を優先し，あらゆる活動は何らかの内的状態から引き起こされるとするこれまでの考え方に由来する。こうした考え

方は根拠のない神話であり，情動についての主知主義的な理論は，このような神話の上に築かれている。活動の主観面を先行させる必要はないのである。関心がなくなることは動かなくなることとイコールで結ばれる。

遅滞を気分障害からの必然的な結果とする説に対する反論はいくつか経験的に確認されている。例えば，激しい心痛でも遅滞を伴わない場合があるかと思うと，反対に悲しみのない単に活気を欠くだけの顕著な抑うつ性遅滞もある。もちろん，仮面うつ病や純粋な衰弱状態において，それらの原因として不可欠な心痛が意識されずにいることはありえよう。ところが治療面からも反論できるのである。抗うつ剤は常に心痛から和らげるわけではない。それはまず制止に作用し，制止の改善が心痛の緩和に先立つことが知られている。もし心痛が先にあり，そこから関心欠如や遅滞が生じるとするなら，抗うつ剤効果のこうしたずれを説明することが難しいことになろう。

悲哀もまた古典的な仮説では気分障害説と相容れない。悲哀は，少なくとも最初のショック相を過ぎてからは，遅滞を伴わない心痛のよいモデルとなる。では，通常の悲哀とうつ病との違いをどう説明できようか？ 悲哀による心理作用は非常に辛い場合が多く，最初のショックの後，日常生活へ興味が次第に回復することと関係する。というのは，フロイトが詳しく述べたように，またプルーストが「消え去ったアルベルティーヌ (Albertine disparue)」（訳者注：「失われた時を求めて」第6篇）で例証したように，はじめに出現してくる心痛の繰り返しは，活動性の復活から生じる。日常生活のエネルギーが回復する度に，受けた喪失体験が新たに意識化されるのである。悲哀の作用はしたがって，遅滞のない心痛だけでなく，

活動性が漸進的に回復することにより再生される心痛の好例ともなる。うつ病では一般にこのような作用がなされないという点で、正確には通常の悲哀と対置される。その場合、行動不能や関心の欠如、また時間の凍結感は、喪失による精神的加工を妨げ、喪失から生じる心痛に直面しないように働く。絶えず反芻される抑うつ性の低迷という逆説的な方法で、悲哀が繰り返し生み出す心痛を防ぐのである。

このように、固有の目的を持った活動システム、喪失体験の表出に対する意図的で積極的な反応、さらには不安と同様の意義をうつ病に付与する基本的な情動反応として考えられた遅滞の説は、信憑性の高い有用な説といえよう。フロイトとアブラハムによれば、不安とうつ病は危機に対する二種の反応とされ、前者は「現に差し迫った」危機に対する、後者は「超過した」危機、すなわち既に現実化してしまった損害、もはやいかなる他の適応形態をも許されない状況に対する反応であると述べられている。

したがって、適応反応としての遅滞は、その最も重症な型が昏迷であるような積極的な反撃の態度システムといえる。そして遅滞の軽症な例は、昏迷への傾向と一定量の活動性エネルギーとのバランスから生じることになる。このような残留性のエネルギーは、部分的にでもどうにか活動性を保つように働き（例えば、表情に見られる動きなど）、結果として昏迷傾向に歯止めをかけるのである。

そうした遅滞反応には、系統発生学的な基盤が推定できよう。現に多くの動物が、極度な危機に瀕した状況で、動かなくなって生き残ろうとする術を得ていることが明らかにされている。死を装って生き延びるのである。人間でも若年者にはこのような装置が備わっ

ており，それは依存うつ病の場合に現れてくる。抑うつ性遅滞は子供に見られるこうした無気力や活動性低下への回帰のように理解しうる。

その引き込もりや無動としての行動をより詳しく調べるために，強化理論が提唱された(学習性無力)。ただし，このような強化理論は引き込もりを部分的にしか説明できないとし，専ら遅滞反応を一般化し，強化理論を一掃すべきであると説く研究者もいる[12]。それはともかくとして，遅滞を行動の制止メカニズムによるとする考えと系統発生学的な反応とする考えとは両立できないわけではない。前者は現実化のメカニズムを，後者は遅滞システムの生物学的な機能を規定するからである。もっとも，その生成メカニズム，すなわち生理学的な基盤についても同じように検討しなければならない。これについては本著の終わりで試みられることになる。

以上の見地から，遅滞は正常な態度システムを誇張したり歪めたりする一種の反応といえる。通常の場合は，一時的な制止メカニズムがきっかけとなろう。ところが，引き込もりや無動までに至る反応は，たとえ各個体の遺伝形質によるとしても，極端な解決法，いわば最後のチャンスのようなものとしかいいようがない。この反応はある人達だけに，ある状況ではじめて現実化されるからである。さらに，悲哀の例が示すように，一時的なきっかけで偶然引き起こされる遅滞は回復が早い。反対にうつ病の場合，病的経過はどちらかというとある意味で不可逆的である。この不可逆性の理由はおそらく抑うつのメカニズムを研究する際重要となろう。ここでは抑うつのメカニズム研究にとって可能と思われる方向付けしかできないが，次に述べておきたい。それらは臨床に関わることである。遅滞

はそれ自体で精神的負担になり，その負担が維持されるように働く。遅滞はまた，日常の精神活動性がそうした重荷を解消したり原因状況へ適応したりすることを妨げる。さらに遅滞はそれ自体で億劫さや卑下感の源ともなっている。こうして遅滞と心痛との間に悪循環が形成される。この心理学的説明に生物学的説明を対置させることができる。賦活閾値の変化，慢性的な発動不全，精神安定化への回復困難など，いずれもみな神経的な媒介を経ていると考えられるからである。躁状態が呈する反転した逆説反応の原因もまた，同じく生理学的な面から追求すべきであろう。実際，躁病性興奮を逆説反応と思わせる論拠はかなりの数があげられる。この反応は喪失体験によって引き起こされることが多いため，喜びや悲しみの状況から生じるということが疑わしくなってくる。さらに混合状態では，悲しみを基調に心的促迫症状が混入して見られるが，逆は決してありえない。躁状態はうつ病と同じような状況で生じることが多いのである。

　抑うつのメカニズム研究の精神病理学的方法には，次の3条件が求められよう。すなわち，論理的に十分な一貫性があること，既存の矛盾点を解決すること，より多くの経験的実証の場を開くことである。第1点の評価はここでの主旨ではない。第2点に関しては，遅滞を組織だった，かつ目的を持った活動性システムと考えることは，心理および生理学的原因をめぐる際限ない論争に何らかの回答をもたらすと考えられる。ただし，この論争は今触れるには場違いとなっている。第3の因果関係からすれば，（特に喪失による）心痛体験と遅滞反応確立のふたつの活動システムの関連付が重要である。しかもこれら二者の各々について（実際はおそらく遅滞のほう

がわかりやすいであろうが),現実化のための心理メカニズムと生成のための生理メカニズムを明確にしなければならない。この二段階の識別により,うつ病の疾病分類上の多様性が,一方では心痛と遅滞の,他方では現実化プロセスと生成プロセスの二重作用からなる異なった表出として理解され,最終的に,抑うつ反応の確立が持続,軽快,再発とともに解明されることになる。同様にして,引き込もりや無動としての遅滞を主観的側面から見ると,反復したり「死を装う」ことへの内的強迫体験のようにみなすことができ,これはまさに精神分析において,ある種の攻撃力動や死の本能が演じる役割を連想させずにおかない。

 抑うつ反応の中核システムとして遅滞を位置付ける理論は,うつ病の実験研究のため,うつ病を臨床的により深く理解するために,新たな道を開いてくれるのではあるまいか。次に続く章はこの問いに答えるものである。それは古くからの臨床伝統に根ざしている。

II. 遅滞の歴史

 遅滞は本来,精神病の重症型と密接に結び付いている。それは昏迷とともに生じた概念である。したがって,遅滞を特定できるのは,その最も重症な型においてであり,遅滞症状が抑うつの起源に近付くには漸次的な経過を辿らねばならない。

昏迷に関する概念の変遷

 メランコリーの最初の記述は,カッパドキアのアレタイオスによる。その中で昏迷という用語は,精神錯乱を伴う,知的能力の虚脱

と鈍化に特徴付けられた特殊状態を意味していた。後にピネルは，マニーやメランコリーの他に，偶発的で治癒可能な昏迷例を記載している。また，バイヤルジェは昏迷をメランコリーにしか認められないとし，その場合，この知覚と知性の障害は，それらの機能の中断というよりむしろ渋滞であり，心痛を補うために生じることを明らかにしている。

さらに，「メランコリーにおける知的状態（Les étas intellectuels dans la mélancolie）」の中で，ジョルジュ・デュマは抑うつ状態の病態生理所見に触れ，この状態に自発運動の変化が認められることを主張した。彼は，知性面と運動面での制止メカニズムや知覚変調を詳細に調べ，メランコリーは「身体状態の意識化」以外の何者でもないと強調している。彼は思考の渋滞，単調さ，貧困さを引き合いに出し，それらが正常の速さを失った結果現れるものと見なした。その精神病理学的見解はジェームズ・ラングの説による影響が大きい。これらの研究者達は，情動は生体が特殊な状況にさらされたときの末梢反応から生じると考えている。つまり，遅滞はうつ病患者の身体状態である一方，悲しみはこの身体状態の知覚に次いで現れるとするのである。デュマはこのことを次のような例で説明している。「具体的にはこうである。……ここに息子の死に涙している母親がいる。彼女は悲しみ，打ちひしがれている。しかし，ラングによれば，最後のふたつの節を逆にしなければならない。……この母親は息子の死を知らされ，打ちひしがれ，悲しんでいる」。悲しみとは，情動を伴う身体現象の意識化から生じるとするのである。

気分障害についての理論

上記のような昏迷への関心とともに、臨床家達はメランコリー発症における中核体験として、心痛の役割を過小評価しなかった。

気分障害によるうつ病の解明は時とともに主要な位置を占め、ジャン・ドレーの考えにその最も完成された表現を見ることができる[16]。それによると、メランコリーは苦痛気分の亢進から生じるとされる。「メランコリー患者は悲しい考えを抱くから悲しいのではない。彼は悲しいから悲しい考えを抱く」。したがって、うつ病症状は活動性全体に実際的な制止作用を及ぼすこの苦痛気分の亢進の結果として生じるというのである。ドレーはその理論を裏付けるために電気痙攣療法によるデータを用いている。確かに、心痛を消し去るとともに次第に症状全体が改善される、この治療の効果ほど目を引くものはない。ただし、治療経過において行動上の脱制止がより顕著に表れるのは、抗うつ剤の効果が伴っている場合である。

現象学の貢献

現象学の記述では制止症状の主観的な体験面が重要となる。アンリ・エーによれば、この症状は「行動の秩序におけると同じように、思考の秩序においても作用したり反応したりすることの根源的不能」を表している。こうしてみると、アンリ・エーの見方は運動面と同様に説明できる思考面の遅滞に焦点を当てており、現象学においても結局は遅滞症状に重きを置いていると考えざるをえない。とはいえ、そうした現象の原因究明がなされなかったため、現象学派はその分析を完結するまでには至らなかった。

疾病分類をめぐる論争

うつ病の精神病理学に，明快で最終的な解決が得られなかったとしても，抑うつ状態の疾病分類をめぐって50年も続いている果てしない論争に，遅滞と心痛の相互的重要性に関する論議が決定的な解決策をもたらしたかもしれない。ちなみに，この分類をめぐる論争の主たる局面のひとつは，抑うつ状態についての一元説か二元説かに関わるものである。

ところで興味深いことに，臨床における統計分析では，精神運動遅滞は，身体不調や日内変動とともに，うつ病の基本的な識別基準となっている。それに引き替え，感情的な面，悲しみや不安はそうではない。ここから発展して，遅滞が単に症状として独自な点で重要であるだけでなく，薬物作用と特異的に結び付いた要因をも構成しているのではないかという問題を調べるために，因子分析，中でも主成分分析が好んで用いられた。

そのような研究報告によれば，一般に1項目ないし2項目の症状スケールで評価されるような精神運動遅滞は，内因性うつ病またはタイプAの症状と考えられ，うつ病の他の変異群と多少とも移行がある。実際に多くの研究で，タイプAの対応項目すべてに陽性得点を，タイプBの対応項目には陰性得点を呈する双極性因子が証明されている。これらの研究では，項目ごとの点数では意味がないものの，ただひとつの症状，遅滞としては有意な陽性点をなすというのである。

治療効果についての予測研究では，症状群としてのまとまりに比べて，個々の変数が予測的価値の高いことが明らかにされている。つまり，この種の研究に対しては心理学的アプローチよりも次元的

アプローチが適切となる。実際の方法としては，因子分析がクラスター（群）分析より好ましい。こうして遅滞の要素は再び個別化されることになる。ビールスキーとフリーデルはすべての抗うつ剤効果の予測研究について批判検討を行った[7]。その結果ほとんどの例で，遅滞は抗うつ剤効果の予測因子として現れており，内因性うつ病の中でも抗うつ剤によりよく反応するのは抑制型うつ病(retarded depressions)であった。

これに先立ってピショーは，いくつかの因子分析の結果を追試していた[43]。主観的抑うつ症状について二度の調査をベックの自己評価表をもとに行っていたのである。それらによると，いずれにおいても主観的遅滞に「類似」のうつ病一般因子が認められている。最初の調査はとりわけ注目に値する。ヴァリマックス処理後，第1因子は36％の分散で6項目からなっていた（易疲労感，食欲不振，自己不全感，意欲減退，決断力低下，身体不安）。ピショーによればこれはうつ病における「生命身体成分」を表し，生命過程の遅滞を含むとされる。次の調査で第1因子はヴァリマックス処理後，4項目（遅滞，集中困難，意欲減退，疲労感）からなっていた。これは生命遅滞の主観面を表し，明らかな薬物効果の予測的価値はなかった。さらに第2因子は内罰感に，第3因子は抑うつ気分に相当し，これらも薬物効果の予測因子として意味のあるものではなかったという。

客観的な症状については，とりわけ4種類の因子を見いだしたハミルトンの研究を引用したい。このうちの第1因子は抑うつ性運動遅滞と解釈されている。

最近になってネルソンとシャルネーは英語圏の研究を幅広く検討し，内因性うつ病の診断に関与する症状の多くは種々の精神運動変

調であることを確認した[38]。彼らはこれらの症状,特に遅滞は最もよく治療効果を予測しうるとしている。

疫学的研究

遅滞症状は,異文化間におけるうつ病の比較研究により再び注目されるようになった。

周知のとおり,うつ病は長い間,アフリカ下サエール地方には稀という見方が強かった。ところがこの10年間,妄想観念や心気症そして種々の機能障害を特徴とする非定型臨床像が注目されている。こうした変化はおそらくアフリカ文化における心理学や社会学の認識が深まったためと考えられていたが,とりわけ決定的な影響をもたらしたのはいうまでもなく抗うつ剤による治療効果である[62]。

さらに,WHOがうつ病の疫学に対していかに関心を抱いているかが注目される。4カ国にわたる多極調査が,573人のうつ病患者を対象に統一した評価表を用いて行われた[49]。それによると,いずれの調査地でも,患者達は悲しみと不安そして無気力に特徴付けられた同一の中核症状を呈することが明らかになった。特に思考および精神運動遅滞はうつ病の内因型で比較的頻繁に認められた。

ここで文化間比較の代わりに,これらの疫学データと一般の臨床場面で見られるうつ病の軽度な型を重ねてみたい。最近の報告では,このような軽症型に一般医が最もよく認める症状は不安,睡眠障害,無気力であったという[13]。この結果は遅滞の恒常性についての説をより強固にするといえよう。

精神分析学的方法

うつ病の精神分析学的方法による最初の研究は，とりわけ心痛，自責感，卑下感の原因となるメカニズムの解明に向けられていた。

ところが最近，同じ方法論的立場から遅滞の重要性を認めようとする新たな動きが生じている。これはナルシシズムへの関心に由来する。

この点で大きな貢献をしたのはビブリングである[6]。彼はうつ病を自我基底の反応，無力に特徴づけられた小児構造の復活と考えた。そして，不安とうつ病を危険に対する異なった二種の反応として，フロイトやアブラハムの説よりもっと明確に対置させた。つまり不安においては，生き延びて戦おうとする自我願望が表面化しており，逆にうつ病では，既に迫った危機に直面した自我が，または危機を克服するには無力な自我が，唯一可能な反応手段として引きこもっているとするのである。この説はゼッツェル，ガントリップ，ローゼンフェルドらに引き継がれた[23,48,63]。

サンドラーとジョフは抑うつ性反応を喪失体験に対する精神生物反応と見ている。彼らによれば，心痛はこの反応を引き起こす情動であり，同時に無力感に結び付いたこの反応の結果でもあるように考えられるという[50]。

最終的にエンゲルは乳児の観察から注目すべき総括をしてくれた[18]。彼は不安とうつ病を二種の基本反応と考え，これらの反応は周囲に対する，さらには自我に対する真に迫ったシグナルとして機能するという。不安は，内的緊張と戦い，助けを求める積極的な行動を引き起こす。それにひきかえ抑うつ性内向は，引きこもりによる防衛態度，もはや闘争力を失いながらも何とか生き延びようとする，

いわば「冬眠」のように現れるというのである。

うつ病の動物モデル

乳児における依存うつ病の研究は，精神分析学的理論への貢献に加えて動物の行動研究に新しいモデルを提供した。ハーローが子ザルをあらゆる母性的環境から早期に隔離した研究で，人間の子供と類似した行動パターンを報告できたのは，スピッツの影響による。これらのデータについては最終章でも取り上げるのでここでこれ以上は詳述しない。ただ，こうした研究により，抑うつ性遅滞へ新たな関心が持たれるようになった点を強調しておきたかった。

結論として，遅滞の歴史がうつ病の歴史と見解によっては混同されようとも，うつ病発生における遅滞の役割は時代とともに提唱者ごとに変化してきたこと，また，遅滞を気分障害から生じるとする説と独自の自生的なものとする説の間には理論上の対立が見られることが理解できた。こうして手短にではあるが遅滞の歴史を振り返ってみたのは，この症状に対する現在の関心が単に偶然に発したものではないことを示すためである。遅滞はこれまでのさまざまな概念の移り変わりや，遅滞を解明しようとする臨床研究の発展の中に刻み込まれている。

第2章 抑うつ性遅滞の臨床評価とその方法 ―臨床評価と測定方法の紹介―

Y. LECRUBIER

I. 臨床評価と測定方法

　抑うつ状態を作り上げる要素として，精神運動遅滞は重要な役割を担っている。ただし，このことを証明するためには次の事項が満たされねばならない。
● 精神運動遅滞としての行動変化全体が評価可能であること，
● 精神運動遅滞がうつ病患者に与える行動上の作用を明確にし，抑うつ状態を作り上げる意義を立証すること。

　うつ病患者の状態を評価するために，かなりの数の研究が行われてきた。しかしこれまでのところ，今あげた条件を満たすまでには至っていない。ここではそれらの研究を以下の2点に整理して検討する。

1. 主観による臨床評価

　主観による方法で遅滞を評価すると，遅滞がうつ病スケール中の部分的な処理で済まされることがある。このように遅滞が単純化され，うつ病の総合評価的な意味合いを失えば，それだけ遅滞の研究は困難になってしまう。実際，集中困難，疲労感，活動性低下などは遅滞と関係しているが，たとえ評価スケール上に項目として出て

いても運動系のものと見られない限り，遅滞の評価に含まれないことがある。因子分析によればうつ病の総合評価が可能な遅滞の側面が見つけられよう。抗うつ剤効果と遅滞の関係を明らかにしたピショーの研究はその好例である[43]。ただし，遅滞項目があまり多くなかったため，この結果には評価感度に疑問が残されている。

一方，ロールの簡易スケールは遅滞の評価手技として利用できたかもしれない。しかし現実に使われたことはほとんどなかった。それらの項目は抑うつ症状の全体評価を目的としたスケールからの抜粋であり，遅滞研究用に専ら選ばれたものではなかった。

一般に，主観による臨床評価は運動因子の影響が大きいため，本来病的な遅滞でも運動面に目立った変化がないと過小評価される傾向にある。このため，双極性うつ病患者に特徴的な遅滞と単極性うつ病患者によく見られる焦燥は，運動レベルで相互作用する別個のものにもかかわらず[24]，相対立させて考えられることになってしまう。

われわれはここで，オーバーオールが多因子分析で定義したような[41]，遅滞患者の問題に取り組もうとしているのではない。この場合の遅滞は十分に研究されたものとはいえないし，単に他の病的所見より目立った症状として捉えられているからである。

いずれにしろ，精神運動機能の変調はいつの時代にも抑うつ状態の中核と考えられてきた。とりわけ，運動，会話，表情の変化が引き合いに出されることが多い。にもかかわらず，これまでの研究者達にはそれらの観察所見を計量化する方法がなかった。そこでここ数年来，その客観的な方法を求めて新たな試みがなされているのである。

2. 客観的な方法による測定

ダーウィンによれば，遺伝的に決定される顔の表情は，楽しみ，悲しみ，怒り，恐怖，驚き，嫌悪など，ある程度の基本的な情動表現の指標となるらしい。このような表情の恒常性は異文化間の比較研究によっても確認できている[17]。とはいえ，外観からの量的測定はやはり難しい。

それに対して，筋電図による表情筋の測定は視覚所見より感度が優れているといわれる。十分な数の基本的な感情反応を調べれば，そこから種々の反応に特徴的な像を探し出すことができよう。その場合，うつ病患者では健常者と反対に，幸福な出来事の想起で楽しさの相貌を出せず，平凡な1日の想起でも悲しみの相貌を呈すると報告されている[53]。たとえ熟練していても観察者の主観による判断より，筋電図記録のほうが確かなようである。さらにこれらの所見は，治療後に自己評価スケールと平行して改善するという変化が見られる。被検対象とは逆の，うつ病患者においては目立たずどちらかというと不明瞭なこうした変化には，さまざまな要因が絡んでいるらしい。それらについての報告によれば，生来の筋肉反応としての相貌へ抑うつ状態が引き起こす末梢変化は，中枢レベルの分析を通してみると，根本的にはうつ病の主観的諸成分に源を発すると考えられるようである。ただ，この種の研究は数が少ないため，たとえさまざまなうつ病タイプを特別に選んで行ったものでも，その結果の意義が認められず，まして表情の変化と表情以外の遅滞要素との関連性も明らかにされていない。

口数の少なさと話し方の遅れも抑うつ性遅滞を記述する際，常にあげられる所見である。健常者ではとりわけ，単位時間の口頭伝達

量が読解の速さと安定した相関関係をなす。このことから，感度に問題が残されているものの，精神科領域における比較測定法が考案された。検者の主観による最初の研究によれば，うつ病患者では話し方[36]と声の強さ[49]に変化が認められるという。一方，はじめての客観的な試みとしてポプの研究があり，彼は話し方の遅滞に見られる休止をストップウォッチで測定し，その時間的重要性を報告した[45]。また，スザバディらは最も早くに一定条件で連続記録を行い，それを運動テスト，主観による観察評価，うつ病スケールとで比較している[55]。そして連続記録の方が，熟練した臨床医の主観による観察よりも会話の遅滞を高感度に客観化しうるとの結果を得た。この方法では，発声時間と休止が，自発的な会話をオシロスコープへ通して測定されている。その場合，健常者に比べてうつ病患者では休止時間の延長があり，それは治療後に正常化していた。休止時間の異常値を設定するためには勘定テストが用いられた。グルディンとキャロルらが追認したこの研究は，双極性うつ病の遅滞が単極性うつ病にも認められること，早朝時悪化し午後から改善する症状の存在，この日内変動は臨床像の回復により消失することを証明するものである[22]。

今日一般的な発声の筋電図研究は感度の良い興味ある結果を得ていいはずであるが，うつ病患者については行われていない。

もうひとつの方法はどちらかというと質的なもので，言語分析によるものである。しかしアンドレアゼンとプフォールの実験は基本的に否定的な結果を得た[3]。つまり，躁病患者はうつ病患者に比べて語彙が多彩でも豊かでもなく，文法的により複雑な構文を使っているわけではない。彼らの言葉はむしろ「粉飾」され，人目を引くや

り方で活動と結び付いているというのである。

　総合的な運動活動性に焦点を当てた最初の論文は質的なタイプの研究である。ゴールドシュタインはうつ病患者に筋トーヌスの過緊張を認めることを証明し，既にハミルトンが強調していたように[24]，焦燥と遅滞の概念が独立したものであることを確認した[21]。また，遠隔測定器や腕時計型装置の発達により，クップファーらは，双極性うつ病患者の方が単極性うつ病患者よりも遅滞が重度であり，この相違は臨床像の改善とともに消失するとの結論に至っている[33]。活動性レベルは双極性うつ病患者において，躁病相で増加しうつ病相で低下した。この場合の遅滞は，運動，言語，表情，総合的な面でさまざまな形をとるが，それぞれの相互関係については明らかにされていない。他方，夜間覚醒やレムのようないくつかの睡眠要因も運動活動性と相関関係があるらしい。以上の研究は運動面の部分的な測定に留まるが，報告された結果をまとめると，抑うつとして記載される種々の異常は，遅滞という一状態と結び付いており，この状態とともに変化すると考えられる。

　こうしてある程度の数の機能検査により，精神運動遅滞を測定しようとしたのは当然の成り行きであった。確かに，うつ病患者においては，注意，集中，知覚，運動，記憶，学習などの要因が検査成績に影響を及ぼすと考えられる。ところがこれらすべてが統合されてひとつのものになるとすれば，それぞれの要因として生じる障害は特徴的な明瞭さを失ってしまう。うつ病患者では，このような障害があっても精神機能上，障害の個々が目立ったかたちで現れない点が，精神分裂病や器質障害の場合と異なることに注意を促しておく必用があろう。

得られた結果についての説明は，種々の差異が認められる場合，難しくなることが多い。例えば，ワインガルトナーらは，うつ病患者があらかじめ準備された刺激に対しては健常者と同様に記憶でき，自ら準備し整えなければならない刺激に対してはうまくできなくなるとの結果を得ている[50]。これはストラテジー，活動レベル，動機付け，運動速度，コード化，集中力，覚醒度などの面から説明できよう。

抑うつ性遅滞は文字どおりの特性を有すると考えられる。この特性はウェコヴィッチによって指摘されている[59]。彼は，うつ病患者では速さを要する課題が複雑さを伴う課題よりも成績が大きく低下することを明らかにした。他方，単純な目と手の連携からなる打点タイプの課題による成績や，単なる反応時間の課題成績では健常者と近く，運動機能の正常性が示唆されている。これらの結果の間に何ら関連性が認められないのが残念である。

確かな利点があるにもかかわらず，以上述べてきた客観的な方法による測定は，より総合的な現象の部分評価に留まっている。したがって，その真価を発揮させるには精神運動遅滞の全体的な評価に照らし合わせなければならない。これは，遅滞の各構成要素が付随的な（あるいは他の）病的要因からの変化を受けるからである。このようなバイアスは，実際はほんの一部しか変化していない遅滞症状の多彩な要素を考慮に入れることによってなくすことができよう。

以上のことから，まず遅滞を構成する多彩な諸要素を明確にし，次にそれらの要素を取り入れたスケールを順次試作しつつ，最終的に少数項目に絞ったものにしていくことが必用と考えられた。

II. 臨床評価スケールの作成

 最初の段階は他でも詳しく述べたように[29]，精神運動遅滞に関する要素を患者への質問を通して漏れなく調べることであった。そのための質問表として，臨床的に重要と思われる29項目が選び出された。

 このスケールを35人の患者で試したところ，
- 独自因子が48％の分散で明らかとなり，選び出された項目すべて，つまり運動，会話，思考，自己に対する主観的体験，時の流れに対する感覚などの項目と相関した。これらの項目は遅滞の全般的な評価とも高い相関を示す。よって，この因子は確かに遅滞そのものを表すものであり，遅滞は，先に述べたように，多彩な活動性の変化を解き明かす独自の現象と推測できた。
- 次の因子は8％および5％の分散で，一方は思考項目と，他方は不安項目と（負の）関係が見られた。
- 項目の中から，不必要，不適切，信頼性や感度の点で不十分なものを削除してスケールの改良を行った。
- 感度が不十分な0-3段階評価を5段階（0-4）にするとともに，各重症度の説明をより明確にして次の改良型スケールを作成することができた。

 改良型スケールは26項目からなる。必用に応じて第2因子をより詳しく分析できるように思考項目の割合が増えている。このスケールで，入院中のうつ病患者38人が入院時と21日目の2時点で調べら

れた。その結果，独自因子が再度出現し(47.5％の分散)，この因子には大部分の項目が相関していた。これらの項目は遅滞の全般的評価と高い相関を示したものと同じであった。一方，第2因子の強化は認められなかった(7％)。こうしてまずは遅滞の単一性が証明された。

遅滞スケールとハミルトンスケールの総合点における相関は両時点で高く，経時的変化も高い相関を示していた。したがって，遅滞は抑うつ状態の一側面とはいえ，抑うつ状態の総合的な重症度と結びつき，その総合重症度として進展していくものと考えられた。

さらに簡便なスケールにし，妥当性を証明するには，十分な数の患者で試してみなければならない。

平均点の低い項目，(有から無までの)連項方式でなく二者択一方式で採点された項目，採点者間の一致に乏しい項目，遅滞の総合評価と相関しない項目(構文上の変化や過去時制の融合についての項目)は削除された。計量法に関しては問題がないため，そのままにしておくことになった。こうして最新のスケールが推敲された。これは14項目からなり，巻末に付録として紹介されている。はじめの項目群は運動，次の群は言語および思考(連想の速さ)についてである。さらに続く群は採点者に直接観察されず患者自身の描写に基づいた，つまり体験上の要素(疲労感や無関心)と認知面の変化(集中困難や記憶力低下)を含む主観的なものとなっている。

これらの14項目が入院中のうつ病患者150人を対象に，入院時，治療開始後8日目，28日目の3時点で，治療に携わらない2人の採点者によって別々に調べられた。

同じ2人の採点者は抑うつ状態の総合的な評価として，ハミルト

ンうつ病評価スケールと精神運動遅滞重症度の評価を平行して行った。

さらに別の2人が(0から10までの点数による同じような視覚評価スケールで)患者の総合的な臨床像を同時に採点した。

これらの患者は皆，うつ病として入院中であり，以下の臨床カテゴリーに分類された。双極性うつ病，単極性うつ病，妄想性メランコリー，うつ病以外の病的所見を伴わない真性の抑うつ性初発エピソード，うつ病以外の病的所見を伴う抑うつ状態(神経症など)。

対象患者はいずれもファイナーの診断基準を満たしていた(気分障害に加え，8項目のうち5項目以上の症状)。

続発性の抑うつ状態を呈する例(精神分裂病や境界例)は除かれ，パーキンソン病や失語症などのように，遅滞評価が困難となったり不利な条件を伴う例も対象からはずされた。

治療に関しては，全患者の51%がクロミプラミン(125-150mg/日)，39%がサルブタモール(6mg/日)を投与されていた。これらの群の間では患者構成でも治療経過においても差はなかった。また，10%の患者が電気ショック療法を受けており，その場合，妄想性メランコリーが多く，当初の遅滞得点は高かった。全体としての評価はこの群を入れても入れなくても変わりはない。

次にこれらの患者についての結果を示す。

対象基準を満たすうつ病患者142人は，男性44人，女性98人である。全体の96%が初発か増悪のため入院中で，60%が抑うつ状態の既往を有していた。年齢別には20-40歳が32%，40-60歳が41%，60-80歳が27%からなる。分類別には原発性感情障害 (primary affective disorder)75%，続発性うつ病25%で，後者は基本的には神経症性う

つ病であった。

入院時の重症度はハミルトンうつ病評価スケール(17項目から性欲障害を除いて)で24(標準偏差＝7.6)，総合臨床像評価(0-10)で6.8(標準偏差＝1.5)とされた。

入院時における抑うつ性遅滞スケールの総合点

平均は29(標準偏差＝11)である。グラフ上では正規分布曲線を呈する。採点者および統計者の意見によれば，1項目の1点は観察所見の病的意義が疑わしいことを意味し，得点が16に満たない時は遅滞が弱いか確定できないと考えられた。他の2時点ではそれほど重度でない抑うつ所見が比較的多かったものの，16点未満の割合は少なく，約15％にすぎなかった。

精神科的所見を欠く対象の得点は3.6(標準偏差＝2.8)であり，そのうち入院例は平均4.6を得，非入院例の2.8に対して有意に高かった[42]。

40以上の得点は遅滞が重度な場合に認められ，昏迷との境界といえる。15％がこの高得点を示した。

その他の計測との相関

入院時，抑うつ性遅滞スケールの総合点はハミルトンうつ病評価スケールの総合点および総合臨床像評価と高く相関している(表1)。特にハミルトンうつ病評価スケールとの相関が高い。

抑うつ性遅滞スケールの総合点はまた，遅滞の重症度についての評価とも極めて高い相関関係にある。

抑うつ性遅滞スケールの総合点における治療後の変化は，ハミル

表1

$R_1 - H_1$	$r=0.68$	$\Delta R \quad - \Delta H$	$r=0.79$
$R_1 - G_1$	$r=0.45$	$\Delta R\% - \Delta H\%$	$r=0.82$
$R_1 - RG_1$	$r=0.85$	$\Delta R \quad - \Delta G$	$r=0.54$
$H_1 - G_1$	$r=0.33$	$\Delta H \quad - \Delta G$	$r=0.4$
		$\Delta H \quad - R_1$	$r=0.56$

R_1　＝入院時の抑うつ性遅滞スケール総合得点
H_1　＝入院時のハミルトンうつ病評価スケール総合得点
G_1　＝入院時の総合臨床像評価
RG_1　＝入院時の精神運動遅滞重症度評価
ΔR　＝入院時－入院28日目の抑うつ性遅滞スケール総合得点差
ΔH　＝入院時－入院28日目のハミルトンうつ病評価スケール得点差
ΔG　＝総合臨床像評価における改善
$\Delta R\%$＝入院時の抑うつ性遅滞スケール総合得点に対する改善度
$\Delta H\%$＝入院時のハミルトンうつ病評価スケール得点に対する改善度
r＝ピアソン相関係数：$r=0.4 \rightarrow P<.05$
　　　　　　　　　　　$r=0.6 \rightarrow P<.01$

トンうつ病評価スケールでの変化と極めて高く相関しており，入院時の成績に対する割合を求めて改善度として捉えられよう。改善という面では総合臨床像評価との相関も高く，抑うつ性遅滞スケールの方が軽度にハミルトンうつ病評価スケールより優っていた(後者の場合，総合臨床像評価とは入院時からそれほど高い相関はなかった)。

　入院時の抑うつ性遅滞スケール得点はハミルトンうつ病評価スケールで評価されたその後の変化と高い相関を呈している。これは病的所見の重度な方が軽度な例に比べてよりよい改善度が得られるという治療上の見通しを表すといえよう。実際にはさらに質的なレベルで，遅滞の有無を表す抑うつ性遅滞スケールの総合点に治療効果

を見通す可能性が証明できた。というのは，遅滞が確定まではいかない16点未満の患者では寛解率が40％，16から30までの患者では70％，それ以上に高い得点の患者では85％であったからである(詳細は第4章参照)。

治療とその効果は診断によって異なるであろうが，入院時における抑うつ性遅滞スケールとハミルトンうつ病評価スケールの総合点は診断カデゴリーに応じても高い相関をなしていた。

主成分分析

先回の分析と同様，遅滞そのものを表すと考えられる第1因子が認められた(表2)。

第1因子(F1)はほぼ60％の分散ですべての項目と極めて高く相関している。今回は評価所見の単一性が特に明白であった。第2因子(F2)は9％の分散で，運動項目がその他の項目と逆相関していた。これについての説明は後述したい。第3因子(F3)は6％の分散で，その信頼性と妥当性は疑わしくなるが，主観項目のうち認知面の低下を示す項目が精神的反芻および時間感覚の項目と逆相関をなしている。

ところで，これらの項目全体が第1因子で代表される独自な現象と高い相関関係にあるならば，それらの関係についてさらに突っ込んだ分析が必用となろう。確かに，同一現象のさまざまな異なったかたちの反映と考えられる抑うつ性遅滞スケール項目群が，抑うつ症状を測定する遅滞以外のいかなる項目と比べても項目間で高く相関し合うという点に関してはまだ触れられていない。

そこで，われわれは抑うつ性遅滞スケールの14項目をハミルトン

表2 項目－因子相関

	=59% F1	=9% F2	=6% F3
歩調，歩幅	0.78	0.36	−0.18
運動の緩慢さや少なさ(四肢と軀幹)	0.84	0.30	−0.15
頭頚部の動きの緩慢さや少なさ(表情)	0.87	0.27	−0.10
口調	0.83	0.37	−0.02
声の変化	0.82	0.34	0.01
受け答えの言葉少なさ	0.83	0.19	0.23
自発的な話題の豊かさ：			
思考の先導性	0.84	−0.08	0.39
思考の柔軟性	0.83	−0.01	0.35
精神的反芻感	0.74	−0.33	0.20
易疲労感	0.58	−0.25	−0.39
日常生活への興味	0.70	−0.27	−0.27
時間の流れについての感覚	0.63	−0.41	0.27
記憶	0.71	−0.31	−0.24
集中力	0.72	−0.41	−0.26

うつ病評価スケールの16項目に混ぜて主成分分析を行った。その結果，予想通り前者の項目すべてが分散37％の第1因子と高く相関した。また，どの項目でも他の因子との有意な相関は認められなかった。理論的には，ハミルトンうつ病評価スケールでの精神運動抑制，仕事と活動性，抑うつ気分，罪業感についての項目もこの第1因子と高い相関にあり，それ以外の因子とは相関が全く見られないことになる。

　第2因子は11％の分散を呈した。興味深いことに，遅滞のいくつかの運動要素は不安や焦燥，部分的には不眠と逆相関をなしていた。これは，遅滞の運動面では不安や焦燥によるノイズが生じ得ること

を示唆するものである。

そして，焦燥患者と非焦燥患者(ハミルトンうつ病評価スケールにおける精神運動興奮の項目で2人の採点者がともに得点1に満たないと定めた)とで抑うつ性遅滞スケールの結果が検討された。思考項目ではいずれの群も同得点3.9であり，主観項目でも焦燥群13.4，非焦燥群13.9と両群は近似していた。運動項目の平均は焦燥群の6.8が非焦燥群の9.7より有意に低かった。この結果から得られる所見，ハミルトンが既に強調していた焦燥と遅滞の共存という点[24]については後に論じたい。

信頼性に関しては，異なる採点者間に高い相関が認められても，抑うつ性遅滞スケールで得られた点数をそのまま比較している限り十分とはいえない。そのため，対象数を十分にして採点者ペアについての一致係数が調べられた。4組のペアに3回行ったところ，評価者間の相関係数は0.88-0.95であった。一致係数はいずれの時点でも0.82-0.93という結果を得ている。したがって，抑うつ性遅滞スケールはとりわけ信頼性の高い，高感度で有用な方法といえる。

抑うつ性遅滞スケールの妥当性を確認することによってひとつの独自因子が証明された。この因子は臨床上の多彩な要素からなるものである。これらの要素により，うつ病患者の行動全体に作用したり抑うつ状態を進展させたりする精神運動遅滞の形成素としての役割，抗うつ剤効果の見通しにおける遅滞の意義，気分障害や罪責感の遅滞との関係が明らかになろう。

III. 遅滞の臨床評価と客観的な方法による測定との関係

　抑うつ性遅滞モデルによれば，遅滞の行動パターンはうつ病発生における中核をなし，このパターンによりうつ病が認知および神経学的に解明されるという。これはうつ病の統合病理モデルであり，重要な点は，多因子の基盤に立つ病的要因，すなわち，行動，意欲，思考，認知などのさまざまな面に関わる一方で，気分からは独立した要因を示唆する点にある。臨床面のみならず，統一病因メカニズムという面からも，このモデルの有用性をめぐって多くの研究がなされてきた。

　外来患者1298人について行われた抑うつ性遅滞スケールの調査がある[113]。これらの患者は，抑うつ性遅滞スケール，MADRS(Montgomery and Asberg Depression Rating Scale)，ラスキンおよびコヴィのスケールで評価され，その結果に主成分分析が行われたのであった。それによると，第1因子には36.6％の分散で，抑うつ性遅滞スケール，MADRS，ラスキンのスケールの項目が表れていた。第2因子には(8％の分散で)抑うつ性遅滞スケールの運動項目が認められた。このように，活動性が精神面と運動面に分かれるとしても，遅滞は確かに活動性全般にわたる障害を取り込むものといえよう。

　ペレらは抑うつ性遅滞スケールにクラスター分析を試みている[103]。対象は206名で，75名は精神科的症状を，22名は抑うつエピソードを呈していた。その結果，取り出された項目は次の4群に分か

れた。

第1群：声の変化，言葉使いや口調，受け答えの短さ
第2群：連想の豊かさ，時間感覚，頭部や軀幹の動き，自発的話題の豊かさ，頭部や頚部の動きの緩慢さおよび少なさ(表情)，記憶，歩調，歩幅
第3群：日常活動への興味，精神的反芻，集中力
第4群：易疲労感

この結果をもとにペレらは，評価者間の一致度が最も高い7項目を選んで小型スケールを作っている(受け答えの短さ，口調，歩幅，日常活動への興味，記憶，精神的反芻，易疲労感)。これだけで必要情報の漏れはないという。ただし，対象の大多数がうつ病患者でないことに留意しなければならない。

いずれにせよ，臨床上観察される遅滞の解釈は研究者によってさまざまである。遅滞が関係するのはうつ病の特別なタイプだけなのか，それともあらゆるタイプのうつ病か。古典的概念を支持する研究者達は，遅滞を内因性いわゆるメランコリータイプのうつ病にしか見られないとしている。これはパーカーらの説であり，彼らによれば精神運動障害(遅滞や焦燥)は，うつ病のひとつの診断カテゴリー，つまりメランコリーを伴ううつ病に特異的で，他のタイプのうつ病には出現しないという[87,98〜102]。

以上の臨床研究をもとに，種々の実験測定がなされ，その結果，抑うつ性遅滞を客観的な方法による測定で裏付け，うつ病の統一病因プロセスのモデルとしてさらに発展させることが可能となった。

1. 行動測定による研究

　人間の運動活動性を感度のよい正確な方法で数量化しようと数多くの試みがなされてきた。このような研究の中で最も成果をあげているのが行動計による測定である。これは自発運動を持続的に記録する方法から名付けられている。腕時計の形をした小型の装置で，利き手と対側の腕につけて使用する。常時つけることによって，昼夜通して運動活動性を記録できる。原理は，加速度に高感度な一個の圧電管からなり，一定の加速度を超えた動きの数が，一定時間記録されるようになっている。これにより，さまざまな要因を介した運動活動性の計量研究が可能になった(日中，夜間，24時間通してなどの平均活動性レベル)。

　行動測定は本来，睡眠研究で用いられていた。ところがここ15年，それは精神科領域で活発に応用されてきた。特に感情障害，つまりうつ病の行動研究で盛んである[69,94〜112]。それらによると，健常者に比べてうつ病では活動性の低下が見られるという。さらに行動計により，うつ病のサブタイプがいくつか臨床的に分類できるらしい。例えば，双極性うつ病では活動性低下の傾向にあるのに対し，単極性うつ病ではむしろ高い活動性レベルにあるとの報告が多い。

　中には無動因子を重要視する研究者達もいる。ロワヤンパローラらは，抑うつ性遅滞スケール得点，平均的な活動性，無動の頻度との間で有意な相関関係を明らかにした(24時間または夜間)[105]。彼らによれば無動は，うつ病，それも遅滞に最も敏感な指標とのことである。この因子は治療効果を反映すると考えられ，ブノワらの結果もこれを支持するといえよう[67]。ブノワらは10人の入院患者(単極性うつ病)について調べ，日中と夜間の比較的無動な時間帯は，退院時

には入院時よりも有意に減少するという結果を得ている。

著者らも，入院うつ病患者における活動性低下は臨床症状の改善とともに正常化することを証明できた[64,66,79,104]。運動活動性と臨床評価の関係について，抑うつ性遅滞スケール得点と行動計による測定結果に高い相関関係が見られたのである。

以上の報告から，うつ病患者には活動性の低下があり，これは活動と休止のリズム幅が減少しているともとらえられる。そしてこの活動性低下は抗うつ剤治療で改善されるものといえる。

2. 音声学的研究

会話休止時間（Speech Pause Time：SPT），すなわち会話時における発話休止の時間的測定は，パーキンソン患者の発話周期を調べるためにモーズレーとガムスによって臨床研究へ導入された[95]。SPTは発話時間に対するもので，標準的な会話で言葉が途切れた時，1から10までのカウントで時間的長さとして求められる。

うつ病患者のSPT変化は多くの報告で明らかにされている。スザバディらははじめて，4人の単極性うつ病患者のSPTを健常者と比較した[108]。彼らによれば，うつ病患者のSPTは健常者に比べて有意に延長しており，臨床症状の寛解とともに正常化するという。グルディンらはこの結果をより多くの患者で追試した[85,86]。さらに同様の結果が他の調査でも得られている[88,91]。

SPT延長と遅滞との関係についてはさまざまな報告がある。まず，スザバディとブラドシャウの研究を紹介しよう[109]。彼らは，ハミルトンうつ病スケールの遅滞項目で遅滞を評価したところ，その結果はSPTと高く相関したという。SPTと抑うつ性遅滞スケール

得点の関係については3チームが調査している[83,85,88]。いずれの調査でも両者に有意な相関関係が認められた。

ハーディらによれば，SPTの治療改善率は，抑うつ性遅滞スケール改善率のほうがハミルトンうつ病スケール改善率よりも高く相関するという（r =0.78に対してr =0.67）。とりわけ，抑うつ性遅滞スケールの総合点の改善率が，会話だけ取り出した下位スケール成績の改善率よりSPTの改善率と高く相関していた。このことから，SPTは，単に会話上の遅滞症状ではなく，むしろ遅滞の全般的なメカニズムを反映するといえよう。

3．認知学的研究

抑うつ状態における情報処理の特徴については多くの研究報告が見られ，それぞれの説明モデルを発表している。中には，特別に認知異常と遅滞症状との関係を調べた研究がある。
- 選択的反応時間についての研究
- 臨界融合閾値についての研究
- 注意機能についての研究

選択的反応時間についての研究

ゴズランとヴィドロシェは，抑うつ性遅滞が情報処理変化に起因するとし，この変化は判断過程の障害に関連するという仮定を証明している[83]。選択的反応時間のパラダイムをもとに，彼らは判断時間（いわゆる前運動時間）と運動時間を別々に測定できるようにした。

報告によっては，うつ病患者における反応時間の延長を既に指摘していたものもある[80,111]。ホフマンらは，単純反応時間が抑うつ性

遅滞スケール得点と(先に述べた SPT とも)相関することを明らかにしている[91]。

その一方で, 反応時間だけですべてを判断できないとする見方もある。ビルヌらは, うつ病患者の判断時間と運動時間とに差を認めている[73]。彼らによれば, 判断時間に関してだけは神経症性うつ病と内因性うつ病とを区別できるらしい。これに対して, うつ病の重症度は判断時間とも運動時間とも関係がないとするノットとラピエールの報告もある[93]。

当初, ゴズランとヴィドロシェはビルヌらと同様の結果を得ていた[81]。つまり, 打点タイプの視空間課題において, 抑うつ性遅滞スケール得点は判断時間(応答のため指を動かすまでの時間)と相関したが, 運動時間(指が動き始めてからの実行時間)は正常であった。また, 気分が正常化すると判断時間の遅れはなくなったものの, 運動時間に変化はなかった。

ただ, この結果が学習効果によるものではないかという疑問が残っていた。そこで次に2週間間隔の試行で健常者を調査したところ, 運動時間ではなく判断時間だけに学習効果といえる改善が見られた[81]。さらに, 判断と運動の両成分について, 連続反復試行による影響を, うつ病患者の症状改善前と後で比較した[82]。これらの成分の変化は質的に異なるものであった。その場合, 判断時間に変化は見られなかった。他方, 運動時間については次の変化が見られた。症状改善前, 反復試行後の運動時間の値は大きくなっていた。逆に改善後の値は小さくなっていた。したがって, うつ病患者では判断時間に学習効果が生じないといえる。

この結果は, うつ病患者が運動を開始させる判断の段階に障害を

有するという仮定を支持するものである。

臨界融合閾値についての研究

　ジョンソン[92]やナン[97]が示唆するように，選択的反応時間の変化は，患者のストラテジーの変化よりむしろ知覚情報の初期処理の変化によるのではないかという問題が提起されていた。果たして，うつ病患者に見られる認知異常は知覚機能の変化によるものなのか，非知覚性なものなのか，言い換えると，このような異常は初期情報処理の欠陥とすべきか，それとも患者のストラテジーの違いとすべきか？　そこで，「臨界融合閾値（Critical Fusion Flick：CFF）」の話に触れることになる[36]。これは抗精神薬の賦活および鎮静効果を調べるために，精神薬理でよく用いられる精神生理測定法である。CFFは抑うつ状態では低下するとされている。クラークらは選択課題を使って臨界融合頻度を測定し，精神科患者と健常者とに見られる違いが非知覚性のものであることを明らかにした[75~77]。この結果はハスコヴィッチらによって追認されている[89]。彼らは大うつ病と気分変調症の患者の臨界融合頻度を測定し，判断成分に関して患者群の方が健常者群より大きい値をとることを証明したのである。この差は，うつ病患者が知覚感受性では変化がないのに，判断ストラテジーでは確実性を得るためにより多くの努力を要することを示唆するものといえよう。

　これらの研究をもとに，ゴズランらは28人の大うつ病患者を調べている[84]。それによると，臨界融合頻度と臨界閃光頻度の差は，患者自身の判断基準，つまり患者が応答に要する確信の度合いに由来し，臨床症状の改善とともに正常化することが指摘された。その差は寛

解後の患者では有意に減少する。そしてこの減少は学習効果によるものではないらしいのである。

以上の報告を通して見ると，抑うつ病理における判断の変化は，知覚障害としてひとまとめにできず，むしろ非知覚機能の変化と関係すると考えられる。

注意機能についての研究

うつ病の認知障害は注意機能の障害に由来するという研究者も多い[70,74,90]。この点で，スミスらの研究は注意機能異常と遅滞症状との関係を解明するのに貢献したものである[106]。彼らは36人のうつ病患者を3種類の神経心理検査で調べた(レイの聴覚言語学習検査，言語感化検査，言語目標探索検査)。その場合，患者達はいずれの検査でも健常者より低い成績を呈したものの，特徴的な結果とはいえなかった。それらの成績のほとんどは各検査間同士およびMADRSのうつ病得点と相関していた。ただ，ひとつ例外があった。標識探索検査での誤報数がうつ病の重症度と相関せず，抑うつ性遅滞スケールの客観項目得点と逆相関を呈していたのである。スミスらによれば，この種の誤り(誤報)は，他の検査で見られる総合的な認知低下とは異なる遅滞面を反映するという。一方，回答漏れの数はうつ病の重症度と相関し，抑うつ性遅滞スケールの客観項目とは相関しなかった。以上のことから，うつ病における認知機能の変化は次の二種の異常の和と考えられよう。つまり，うつ病そのものによる総合的な機能の低下，そして，遅滞からの特殊な作用である。

スミスらはまた，ポスナー検査を応用している[107]。この場合，純粋な認知時間が有効条件時と無効条件時との差から求められる。彼

らによると，この差により，運動条件を除いた活動性と認知面がそれぞれ識別できるというのである。その結果，発動までの準備時間は客観的遅滞(抑うつ性遅滞スケール下位項目で)の得点と高く相関した。うつ病における発動準備時間の遅れは，判断域の変化によると推測できよう。

4. 抑うつ性遅滞の概日研究

　他の症状と同様，遅滞にも日内の変動があると推測できる。その場合，遅滞による行動上の変動は，気分の変動のように，特徴的な概日リズムに支配されるともいえよう。概日リズムは時間生物学的因子に対応するものであり，この因子は遅滞においても気分においてと同じ作用をすると考えられるからである。実際，概日リズムの内因性変動がうつ病の生物学的研究で確認されている。臨床的にも，気分の概日変動については多くの研究がある。その結果，こうした変動がうつ病に見られれば，抗うつ剤の効果が期待できることが明らかにされている。生物学的には，概日周期の変調，振幅減少，不安定化を報告する研究が多い。

　時間生物学的な流れとしては，この分野の研究から認知面における日内変動の重要性が指摘されてきた。ただし，精神病理学での応用はごくわずかである。うつ病の認知についての精神病理学研究では，日内の評価時間が明記されず，時間生物学的な面は問題にされないことが多かった。その点でモフートらの研究は認知の概日変動と臨床症状の変動，つまりここでは気分の変動を結びつける唯一の報告といえよう[96]。それによると，気分の日内変動を呈するメランコリー患者は，夜間の認知検査の成績が健常者と差がないという。こ

の報告は，概日変化が重要な問題として考慮されるべきであり，その際遅滞も気分同様に関係深いことを示唆するものである。

時間生物学的な変動は行動上の変動として測定できる。われわれはうつ病入院患者で，抑うつ性遅滞と関連する概日活動性リズムを観察した。この場合，行動測定で見られる変動は振幅の減少として表れている。また，光線治療中の薬物抵抗性うつ病外来患者でも，光線治療効果による活動－休息のリズム変動と抑うつ性遅滞の変動との間に乖離が見られず，臨床症状と行動測定データとの関連性が示唆されている。

概日因子を追求しようと，われわれは概日変動を繰り返し調べることのできる抑うつ性遅滞の自己評価法を開発し，その有用性を確認した。これは従来のものと同じ視覚観察タイプのスケールである。このスケールで，患者によってさまざまな様相を呈する遅滞の概日変動が客観化できる。われわれはこうして得られた遅滞の概日変動を運動活動性と認知成績で比較することにした[78,110]。15人のうつ病入院患者を17人の健常者を対照に，抗うつ剤治療前と症状改善後に調べたのである。治療前後の2時点，各1日4回（9時，11時半，14時，16時半）に，気分と遅滞の概日変動がこの自己評価スケールで評価された。選択的注意機能を見るために2種類の検査が行われ，データはコンピュータ処理された（ストループおよびトレルの各検査）。さらに行動計での測定も加えられている。その結果は，注意機能の変化に関して，モフートらの報告に反するものであった。モフートらの場合，日に2回の測定で日内変動が見られたうつ病患者は，夜間は健常者と変わらない検査成績を得ていたのに対し，われわれの場合，治療前のうつ病患者はいずれの時点でも健常者より低い検

査成績を得ていた。というのは，ストループ検査による治療前の反応時間は健常者より著明に延長しており，これはどの時点でも延長していたのである。治療後，うつ病患者の注意機能成績はほとんど健常者のレベルになった。この場合，治療前のうつ病患者と同じく，健常者も測定時間によっては成績が良くなることもあった。とはいえ，9時から14時までの葛藤条件での改善は，治療前のうつ病患者のほうが健常者よりはるかに優っていた。つまり，うつ病患者では注意機能成績において朝方の改善幅があり，これは健常者には見られないといえる。

　行動測定からは，われわれが当初うつ病入院患者で得ていたほとんどの結果が追認できた。すなわち，測定データと遅滞症状との高い相関関係，および治療によって正常化する活動性の変化である。そこで次に，測定データを臨床所見と注意機能成績とで比較してみた。それによると，自発運動の概日パターン，遅滞の臨床像，注意機能成績の日内変動が密に同調し合っていることの確証は得られなかった。しかし，運動活動性のピーク時間である14時頃，運動活動性レベル，遅滞の臨床像，ストループ検査の葛藤条件時成績との間に顕著なまでの高い相関関係が認められた。

　ここに紹介した研究は，抑うつ性遅滞の概日変動を臨床的に捉え，行動面に現れるそれらの変動を運動および認知面から観察したものである。これらの研究により，抑うつ性遅滞の客観的側面が明らかにでき，その面の特性評価が可能になったといえる。

第3章　臨床への応用

R. JOUVENT

　第1章の総論で，われわれは抑うつ性遅滞を，さまざまな行動が全体として抑うつ状態を作り上げる一連のシステムと規定した。抑うつ性遅滞スケールの作製やその妥当性の証明はこの臨床症状群を明確に定義付ける準備であった。今やこれまでの臨床および統計学的研究をもとに，抑うつ性遅滞を記述し，抑うつ症状の深奥に迫る方法を論ずる段階に入っている。

I．抑うつ性遅滞の評価法

　臨床また生物学的研究に，そして薬物効果見通しのためには，抑うつ性遅滞スケールによる評価が必用となる。ただし，日常の臨床場面では必ずしもそうではない。むしろ臨床医にとっては，抑うつ性遅滞の有無を調べる方がその計量より重要である。ところで，抑うつ性遅滞は量的というより「質的な」特性を有している。このため一般臨床医が求めるものは，研究者の興味を引く数字化された評価より，抑うつ性遅滞としての臨床所見ということになる。とはいえ臨床と研究，いずれの面接にも技法上大きな違いはない。抑うつ性遅滞を調べるにあたり，臨床医も研究者と変わらず，スケール得点を評価する時と同じ条件に従わねばならない。危険なことは，細

心の観察技法が求められるにもかかわらず，遅滞の評定を病室や待合室での一般的な観察で間に合わせてしまうことである。

面接時の原則的事項

臨床において抑うつ性遅滞を特定するには，その行動パターン全体を引き出す特別な面接が必用となる。少しでも一般的な面接に近くなれば直ちに適切さを欠いてしまう。面接の後で評価者は次の問に答えねばならないのである。「患者は抑うつ性遅滞を有するか否か？」 一般に，個人的感情を伴っては患者と向かい合って観察する気には到底なれない。また，感情的側面が優先すると，遅滞が身体症状と同列に置かれ，遅滞をうつ病の結果のように考えることになる。抑うつ性遅滞を調べるにはまさに逆の態度が必要である。一切の理論を考慮に入れないこと。今しばらく患者個人の病歴にとらわれないこと。患者に認められる症状の解釈をしないこと。ただ運動と精神症状のまとまり全体としての探求に鋭意努力すること。たとえ目立たなくてもこれらの症状の統合こそが，どれかひとつの明確な症状所見よりもはるかに抑うつ性遅滞の臨床識別を可能にするのである。

面接技法

抑うつ性遅滞を評価するには，ある程度の環境を整える必要がある。患者の歩行の様子を見るための十分な広さ。患者の全体的な様子を把握できるように少し距離を置いた居心地の良い椅子。声の調子の判定を妨げない静けさ。

運動面では安静時の患者の状態，つまり自発性の運動とそれなり

郵便はがき

168-8790

料金受取人払

杉並南局承認

61

差出有効期間
平成14年5月
10日まで
（切手をお貼りになる必要はございません）

（受取人）
東京都杉並区
上高井戸1―2―5

星和書店
愛読者カード係行

ご住所 (a.勤務先　b.自宅)

電話　　　(　　) 　　　　e-mail:

勤務先	ご専門 所属学会

(フリガナ)

お名前	(　　歳)

※どちらかに○をつけてください。
Book Club "PSYCHE" 会員ですか。　(　はい　・　いいえ　)

会員番号（会員の方は必ずお書きください。）

お買上 書店名	市区県	書店

書名 **うつ病の遅滞度を測定する**

★本書を何でお知りになりましたか。
1.新聞・雑誌広告　　2.書評または紹介記事（掲載紙名　　　　　　　　　　）
3.書店で見て　　　　4.知人からの推薦
5.Book Club "PSYCHE"〈当社の特典付会員制販売システム〉
6.当社からの広告　　7.その他（　　　　　　　　　　　　　　　　　　）

★購読されている新聞・雑誌は何ですか。
新聞（　　　　　　　　　　）雑誌（　　　　　　　　　　　　　　　　）

★本書についてのご意見、ご感想をお聞かせください。

ご注文欄

書　　名	冊数

☐ Book Club "PSYCHE" 会員案内希望（無料）　　☐ 図書目録希望（無料）

オモテ面に、ご住所・電話番号等お書き忘れのないよう、お願い致します。
なお、当社ホームページからもご注文いただけます。
URL http://www.seiwa-pb.co.jp

に見合ったいわゆる反応性の運動を調べることになる。反応性の運動では，会話に出る言語的な反応や身振りに見られる感情的な反応が重要である。これらの運動は情動面における患者の動揺を考慮して評価されよう。極端な場合は，話題が患者自身のものであれ観察者からのものであれ，患者はプラグを抜かれたかのような無動状態になる。この場合，自発性または反応性の両運動は互いに重なり合ってしまう。ただし，平均的な程度のうつ病ではどちらかの運動が優勢になっていることが多い。

　動きについての局所的な観察は次の3部門に分けられよう。
● 安静および会話時の患者の表情(特に唇音発声時)。
● 硬直はなく，動きのない体幹。
● 四肢についてはその体幹部と先端部を別々に注意する必要がある。この区別は後で述べる焦燥うつ病の際重要となる。

　思考面も運動面同様，自発性のものか反応性のものかが評価されよう。面接中に時々間を置くことは，考えを自ら伝えようとする患者の自発性を判断したり，物音や観察者の動きなどの外部刺激に対する患者の関心の度合いを知るために有用となろう。連想の豊かさはそれぞれの文化レベルを考慮に入れる必要が出てこよう。単一思考傾向については，故意に変化に富んだ質問をして患者の反応を調べるのがよい。

　遅滞の主観面に関しては，運動や思考の遅滞から患者自身が抱く感じが主となる。これを評価するには，具体的な質問に対する患者の反応に慎重な態度で臨まねばならない。患者の合理化された説明により遅滞を過小評価してしまう危険があるためである。例えば，「読書などに集中することができないですか？」という質問に，「で

きません，でも今は読書に興味がないからです」と答えがくるとする。この場合の項目評価は「有」とみなされるが，答えの内容を解釈してはならない。うつ病患者は，特に思考の遅滞について自ら口にしたがらないことが多い。彼らはそうした遅滞を内的空虚感や喪失感によるとするより，単なる運動性疲労のためと考える方が安心できるからである。実際は自らの思考の活動性に衰えを感じてはいるものの，説明をさまざま取り混ぜて衰えた現象を希釈して伝えるのである。注目すべきはこの衰え感であり，患者やわれわれの望む答えではない。同様に，感情的側面も項目評価に持ち込まないようにしなければならない。この点で，日常生活の興味に関する質問は適当といえよう。問題は，患者が興味を伴う活動を持っているか，そしてその活動を維持できているかであり，維持されている活動の中に楽しみを見出しているか否かではない。

　こうして大体15分から20分くらいで抑うつ性遅滞を評価できる。重要なことは，遅滞を構成する運動および精神面での構え全体を捉えることである。特に臨床医にとっては，運動，思考，主観面の3分野に渡って遅滞が共存するという特徴が各分野の重症度より問題となる。臨床的な表現で言い換えると，遅滞の「均質性」が重症度としての「濃度」より優先されなければならない。ここでまた抑うつ性遅滞に特異的な質的特徴が繰り返される。ちょうど写真フィルターが景色の輪郭を変えずに色合いをつけるように，うつ病の重症度は抑うつ性遅滞の構造を変えることなく遅滞の度合いを濃くするのである。

II. その他の抑うつ症状との関係

抑うつ性遅滞は以上のようにして特定されるが，抑うつにおける他の要素との関係も軽視することはできない。こうした絡み合いによって抑うつ性遅滞の評価が変わったり，理論上の疑問点が生じたり，いくつか固有の課題が明らかになるからである。そこでまず，抑うつ性遅滞を気分との関係から述べる前に，焦燥うつ病と妄想うつ病について検討する。

1. 抑うつ性遅滞と精神運動焦燥

第1章でヴィドロシェが指摘したとおり，精神運動焦燥は抑うつ性遅滞が反転した状態ではない。遅滞の鏡面像となるのは躁病性活動亢進であり，焦燥ではないのである。疾病分類において，遅滞うつ病を焦燥うつ病に対比させたがるのは，オーバーオール[41]の誤った解釈による。彼はBPRS(Brief Psychiatric Rating Scale)からうつ病の4つの症状学的サブタイプ(不安，焦燥，遅滞，敵意)を明らかにしたにすぎず，症状の重なり合いのないことを確認してはいなかった。一方，ハミルトン[24]は，焦燥と遅滞は同一の患者に共存し得ることを指摘した。以来，他の研究者もハミルトンの説を支持している[20]。英語圏の文献では，焦燥と遅滞の症状学的な区別は精神運動変調という概念により曖昧になっていく傾向にある。

DSM-Ⅲには大うつ病の診断基準として，単一で同一の症状が「精神運動性の，焦燥または遅滞」と題され，あたかも焦燥と遅滞の鑑別が容易でないかのように記載されている。アキスカルはうつ病関

連因子のすべてを統合する単一概念モデルを提唱し，それらの因子を共通の決定的様式から説明するために種々の精神運動変調を抑うつ状態の三大要素のひとつにまとめている。

　焦燥と遅滞の共存は抑うつ性遅滞スケールの研究からも引き出せよう。第2章で述べた調査で，われわれは非焦燥患者と焦燥患者の遅滞得点を比較した(後者は抑うつ性遅滞スケールでの焦燥項目が1点以上とされた)。その結果，運動項目の平均点で焦燥群6.8が非焦燥群9.7より低いという有意差が認められたものの，思考項目では両群とも同得点3.9，主観項目では互いに近似の平均点を確認できた(焦燥群13.4，非焦燥群13.9)。つまり，焦燥が同時に共存することにより運動面の遅滞評価が低くなるとしても，思考や主観領域には全く影響を及ぼさないのである。これが焦燥患者にも抑うつ性遅滞が共存する証拠といえる。ただし，運動項目の差異に関しては疑問が残されよう。この差異は，焦燥患者の運動面の遅滞が実際に減弱されているためなのか，または例えば，体幹部の遅滞と末端部の運動が見かけ上混同されやすいといった抑うつ性遅滞の落とし穴によるのであろうか？

　体幹部の遅滞と末端部の運動は臨床上，容易に区別がつく。焦燥と結び付いた運動面の「ノイズ」は，手足のような末端の運動にしか影響を及ぼさないからである。ハミルトンが末梢性過活動という言葉で描写したものがこれである。その行動は，足踏みや歩き回る徘徊によってさらにひどくなるが，進んだ距離を見るとそれほどでもない。座席にいても患者は，動きのない体幹部と手足との間に不調和を呈する。患者は手指をねじったり足を交差させたり不自然な動きをとる。タバコやライターのようなものをいじることも多い。

ところがよく観察すると体幹に動きはない。結局こうした運動は焦燥による無目的なものであり，遅滞はむしろ逆に意図的な反応といえる。この相違は言語や思考活動において変わりはない。焦燥患者の場合，言葉数が多く話し方も早いが話題に乏しく，感激しやすいが紋切り型の口調となる。患者は一度に多くを語るにもかかわらず，そこから表現されるものは何もない。話し方は単調で，質問されても連想が乏しく，話の早さでさえ突然遅くなったかと思うと半ば機械的に戻ったりする。運動面でも精神面同様，焦燥は非生産的なのである。

以上の表面的な速さとその根底にある貧困さとの対照は焦燥うつ病で特徴的といえる。この種のうつ病では，抑うつ性遅滞は外見上の動きに隠されることなく背景として存在しているのである。

最後に，精神運動焦燥と不安との関係について述べておく。両症状は不安性焦燥としてまとめて呼ばれることが多い。ただしこの名称には，単なる用語の濫用というより，もっと根本的な誤りが内在している。というのは，精神運動焦燥が不安を伴うとしても，逆は必ずしも真とは限らないからである。焦燥うつ病患者において，不安が一次的なものであり焦燥は結果にすぎないとする根拠は何もないといえる。第2章で抑うつ性遅滞スケールとハミルトンのスケールを併合した因子検討により，焦燥とふたつの不安項目が同一の因子から生じるという証明がなされたものの，両現象における唯一の関係が明らかになったわけではない。問題は不安状態にあった焦燥患者だけから説明のつく脈絡であろう。

焦燥と不安の鑑別は次の臨床および理論面で重要となる。

● 臨床面では，精神運動焦燥が抗不安剤治療にほとんど反応せず，

抗うつ剤，さらには抗精神薬治療を要するという点。
- 理論面では，焦燥うつ病と不安うつ病との鑑別が，亜型分類にも抑うつ性遅滞理論にも大きな意義を持つという点においてである。亜型分類の中で，不安うつ病と焦燥うつ病はいつも別々に扱われてきた。既に引用したオーバーオールによれば，不安うつ病は最も純粋な特性，いわば基本的な特性をなしている。たとえ不安が焦燥より目立っていても，はっきりとした精神運動焦燥が認められればそれだけで不安うつ病ではなく，焦燥うつ病とみなされるのである。なお，焦燥と不安の鑑別が遅滞の境界例に対して持つ理論上の意義については次章で述べたい。

2. 妄想うつ病における抑うつ性遅滞

うつ病に発生する妄想は予後や治療面から無視できないため，その重要性が多くの研究，特に英語圏の業績で強調されてきた。妄想うつ病は抑うつ性遅滞に対して次のような課題を抱えている。
- 症状学的に，妄想は抑うつ性遅滞を変化させるのか？　そうであればどの程度なのか？
- 理論的に，妄想と抑うつ性遅滞の仮説をどのように関連づけることができるのか？

妄想うつ病における抑うつ性遅滞の症状学的所見

抑うつ性遅滞は，単純妄想メランコリーが中心となっているか，妄想が重度で臨床像の主たる位置を占めているかによって，さまざまに変化する。さらに，精神運動焦燥が抑うつ性遅滞のもうひとつの決定因子となる。これは双極性うつ病より単極性の妄想うつ病で

はるかに多い。実際，双極性うつ病患者が単極性うつ病患者より遅滞が重度なことが知られており[33]，この違いは妄想うつ病例でとりわけ明らかなようである。その場合，単極性うつ病患者は重度の精神運動焦燥に冒されていることが多く，これが遅滞を過小評価させると考えられる。

確かにあらゆる症例で，妄想うつ病における遅滞は重度らしい。グラスマン[20]はハミルトンのスケールで調べたところ，妄想うつ病患者と非妄想性うつ病患者との間に，ただ遅滞項目だけ，妄想うつ病患者が優位な有意差を認めている。妄想うつ病患者の方が落ち込みがより激しいとするならば，この結果もまた，遅滞を抑うつ状態の「マーカー」とみなす説を支持することになろう。

質的な面では，妄想うつ病における抑うつ性遅滞の特徴がいくつか注目される。運動性の遅滞は，焦燥によって干渉されようとされまいと，とりわけ双極性うつ病患者で強い。昏迷に極めて近い例では，体軸に沿った硬直や，メランコリー状態とともに進行する錐体外路性過緊張も見られることがある。これはドレー[16]によってすでに報告されていた。この場合には過緊張状態との境界例についての問題も生じてこよう。

思考面に関しては，妄想があれば単一思考に評価が傾く点を指摘したい。そして結局，被害妄想患者のためらいは主観的遅滞を評価困難にすることになる。

また，遅滞と妄想，両症状群の経時的変化も見逃すことはできない。とりわけイミプラミン系抗うつ剤では，遅滞の軽快が気分や妄想への効果より早期に現れることがよく知られている。もっとも，いつもそうであるとは限らず，主として妄想うつ病のタイプと使用

薬剤に左右されるようである。問題は症状学的に偏りのある分類であり，これは数年のうちに見直されることになろう。われわれとしては，古典的記述に対応する例とは別に，妄想が遅滞の軽快と同時に改善される群が推定できるのである。この種の変異は双極性うつ病に多いであろう。新しい抗うつ剤も，さらに特殊な作用機序で，妄想うつ病の進展過程を変化させると考えられる。ベータアドレナリン系刺激物質のように，より早期に遅滞へ作用する物質や，セロトニン系刺激物質のように，比較的遅れて作用する物質が，抑うつ性遅滞と妄想の関係に変化を与える。これらの物質はイミプラミン系物質ですでに確認された遅滞と妄想の進展過程における違いを際立たせたりぼかしたりしながら相互の関係を変えていくのである。

最後に理論面において，いかにして妄想うつ病を遅滞の仮定に統合できるかという方法に触れる。遅滞が悪化すると，妄想観念のような，より原始的な思考が現れやすくなるのか？ そうであれば，妄想うつ病では連想が乏しく，単一観念傾向が優っていることになろう。または，妄想はそれ自体で遅滞を誇張し維持する因子とみなすべきであろうか？ 遅滞と妄想は相補的な悪循環のようなものを作り上げながら共存できないであろうか？ 問題はまだこれほど残されているが，結論は今後の研究を待たねばならない。

3. 抑うつ気分と抑うつ性遅滞

抑うつ性遅滞スケールとハミルトンのスケールを併合した多因子分析によれば，うつ病患者では入院外来を問わず，ハミルトンスケールの気分項目は遅滞因子のまとまりから分離不能となっている[30]。ハミルトンスケールの項目がいくつかの因子に分かれるのに

対して，抑うつ性遅滞スケールの項目はハルミトンスケールの気分項目を含むただひとつの因子にまとまり続けるのである(遅滞の均一性の証明)。後者の件に関しては解釈が難しいにもかかわらず，気分と遅滞の関係が重要な問題として提起されている。

うつ病の精神病理学的研究では，気分は特殊であいまいな位置を占める。気分はうつ病を規定するに及ばず，うつ病の識別的側面を有するとは見なされない。ネルソンとシャルネーは最近の報告で，遅滞や焦燥が，抑うつ状態の中央に原発性うつ病(すなわち特別な化学療法を要するうつ病)を識別させ，さらには特殊化学療法の効果見通しを可能にする，常に認められる症状であると指摘している。ところが，抑うつ気分は原発性うつ病で重度なものの，識別的な意味としては数えられないことが多い。理由のひとつとして，生理的な気分と抑うつ気分が混同されやすいことがあげられよう。アキスカルが述べるように，悲しみという感情は通常の現象であり，抑うつ気分，すなわちうつ病患者の気分とは別物である。実際，喪失や離別状況においてはわずか2％しかメランコリー状態にならない(アキスカルによるクレイトンからの引用)。通常の悲哀では，不意の訪問者や何らかの生活上の変化で一瞬でも楽しみを感じることがある。これに対してうつ病患者における抑うつ気分は持続的なもので一時的にせよこのような気分の転換はあり得ない。もはや遅滞の話に馴染まれた読者はここで，気分でなく遅滞について論点を戻そうとするであろう。ところが抑うつ気分の話であっても，結局は感情の鈍化，貧困化，起伏減少化，平板化などというテーマに行き着いてしまう。それはまさに気分と遅滞が厄介にも重なり合っているためなのである。

ハーディーとグラセの協力で行われた研究で，われわれは精神科医2人が同一患者群で別々に行った追跡調査を比較した。一方は抑うつ性遅滞スケールとハミルトンスケールを採点し，他方はピショーのスケールからの一部を用いて気分を評価した。主な結果のひとつに，原発性うつ病と続発性うつ病の相違がある。原発性うつ病では，気分は抑うつ性遅滞と高く相関していた。他方，続発性うつ病では両者の間に相関が認められなかった。

　原発性うつ病では，抑うつ気分が遅滞と不可分かのようにすべてが展開されるのである。そこで，抑うつ気分とは，遅滞と情動が入り交じった異成分からなる概念と考えてみたい。そうすれば，原発性うつ病では遅滞だけが持続しているといえる。遅滞と情動を別々に扱うのはおそらく評価者側の態度によるものであろう。続発性うつ病患者でそれほど遅滞に陥っていない場合，評価者は患者の情動に一体化してしまうことがあるのに対して，原発性うつ病患者では，遅滞を数量化すると同時に気分としても冷静に評価してしまうのである。

　結論として，抑うつ気分の情動面は遅滞の度合いに反比例するとまとめてみたい。辛く感じたり楽しみを味わったりできる能力は遅滞が重度であればそれだけ希薄になる。この関係は音楽に例えられよう。奏者のメロディーはスピーカーの雑音が大きいほど聞き取りにくい。同じように，情動のメロディーも雑音がひどければ，つまり遅滞によるバックノイズがひどいほど目立たなくなる。

　この考えは，気分と遅滞を対立させたり比較したりする次元分析的意味合いをもはや含まず，むしろ関数研究の概念といえる。それは次のような抑うつ性遅滞の仮定と符合している。すなわち，辛く

感じたり，心配したり，悲しんだり，陽気になったりする能力は，自ら連想を発展させる思考機能が必要であるが，その機能の活動性が遅滞患者で失われているという仮定である。抑うつ気分は遅滞にしみ込まれたものと考えるならば，このヴィドロシェの仮定に基づいていることになる。

第4章 変異と境界

R. JOUVENT, F. GERSTLÉ, A. DES LAURIERS

　これまで述べてきた抑うつ性遅滞は，あらゆるタイプの抑うつ状態を通じて共通のパターンを呈すると考えられる。実際，抑うつ性遅滞スケールを用いて，運動，思考，主観面から，互いに密に関連した，最も恒常的な症状を抽出することにより，抑うつ性遅滞を一層明確に規定できた。本章では逆にそれを，特殊な生理および病理的状況と照らし合わせ，臨床上の境界を検討する。では以下に，抑うつ性遅滞の変異と境界について述べる。

I. 抑うつ性遅滞の量的変異

　抑うつ性遅滞は抑うつ状態の程度に応じてその重要度も異なってくる。そこでまず，うつ病患者の治療過程で行われたいくつかの研究に目を通し，続いて，健常者における抑うつ性遅滞との境界を検討してみたい。

1. トゥールーズのチーム[14]が入院患者を対象に，抑うつ性遅滞スケールの研究を行った。その主成分分析の結果はこれまでのものとほとんど同じである。因子構成に変化はなく，集中力の項目だけが遅滞の全般因子とそれほど高い相関を呈していなかった。

2. 抑うつ性遅滞スケールの研究が98人の外来患者を対象に行われた[30]。結果は入院患者の場合と同様で,因子構成に変わりはなかった。遅滞の総合平均点は20±6であった。

このように,抑うつ性遅滞スケールの因子構成には変化が見られない。したがって,同スケールの質的な面に加え,調査対象の如何にかかわらず(入院,外来),遅滞は常に同様の均一性を有するといえよう。これは抑うつ性遅滞の臨床特性とも考えられる。うつ病患者は,歩みがのろい時には,話すにも遅く,思考も進まず,その内容も乏しいと自ら感じる。うつ病が軽快すると,足取り,会話,思考すべてが本来の速さを取り戻すのである。

3. 舌痛を訴えるうつ病患者を抑うつ性遅滞スケールで調べた研究がある(ポワールら Poire et coll. 出版予定)。この予備結果でも同様の抑うつ性遅滞が認められた。ただし,重症度としては比較的軽度であった。

4. ペレとラング[42]は抑うつ性遅滞スケールを次の群について調べている。

非抑うつ状態の入院患者――遅滞総合平均点はうつ病患者に比べて極めて低い(うつ病の29に対して6)。また,これまでの因子構成も認められない。この群で得点が入ったのは数項目だけであった(易疲労感や時間の流れの感覚など)。

非抑うつ状態の学生――総合平均点はさらに低い。これまでの特徴的な因子構成は見られず,「精神的反芻」以外の項目はほとんど得点が入らなかった。

このように，抑うつ性遅滞は非抑うつ状態では見られなくなってしまう。これは，量的かつ質的な抑うつ性遅滞の特殊性を証明するものといえる。抑うつ性遅滞を構成する各要素の同時存在が，それぞれの重症度よりも重要なのである。学生が試験の準備中に精神的反芻を体験することがあろうし，入院患者が疲労を感じたり時間の流れを長く感じることもあろう。しかしだからといって，彼らが抑うつ性遅滞の行動パターンをとっているとはいえないのである。

5．量的な面を突き詰めてゆくと時間的な問題に関わってくる。抑うつ性遅滞はたとえ短時間でも正常者に見られるのか？

恐怖が無動反応を引き起こすことはよく知られている。これは動物も人間も変わりがない。また，あまりに強い情動を伴うやりとりによって遅滞のような状態が見られる。さらに内容がどうであれ，重大な知らせの「一撃」で無動に至ることもある。こうした反応はみな遅滞と類似の身体表出をとるにしても，通常の場合には遅滞とは異なる可逆性という特徴を備えている。つまり，数秒か数分後には凝固の状態はうすれ，もとの動きがよみがえってくる。このようにしてみると，われわれは皆神経生理学的に同一な成分で系統発生学的に基礎付けられた，同一の行動パターンに支配されていると考えることは思弁的に思えてくるであろう。臨床では逆に，一時的な状態変化から真の抑うつ性遅滞を区別することが重要となるからである。そしてこのことは，動きの一時的凝固と遅滞の恒常性の鑑別という，症状学的に新たな視点をもたらしてくれる。われわれの見解では，表情や歩き方の瞬時的な変

化によって真の抑うつ性遅滞の恒常性が妨げられることはないといえる。無動のパーキンソン患者がとっさの動きや「逆説運動」と呼ばれる状態を呈することがあるし，遅滞に陥ったうつ病患者が大変な努力を払いながらも正常の速さで物事を成し遂げることもある。とはいえ，遅滞がなくなってしまったわけではなく，遅滞以外の合目的な運動で一時的に消えたかのように見えるだけにすぎない。自殺衝動，攻撃行為，転倒を避けようとするすばやい動きなどは，運動や思考の自発性が低下した活動システムの恒常性と両立しないものではない。

確かに遅滞の観察中，突然速い動きが出たかと思うとすぐにまた緩慢な動きに戻ってしまうコントラストには驚かされる。ちょうどバネがアクセルペダルを上げ戻すありさまに例えられよう。抑うつ性遅滞は恒常的なものとはいえ，動きがずっと中断されているわけではない。

II．抑うつ性遅滞の質的変異——他の病理状況との関係

特殊な病理状況では，遅滞の運動，思考，主観面に影響を与える偶発的な病理が真の抑うつと結び付くことがある。実際，非抑うつ病理が抑うつ性遅滞に変化を及ぼす独特な症状特性を呈する場合が見られる。また，運動面に関するこれら二者の相互作用なり因果関係は，治療のメカニズムを理解するうえでも役立つことになる。ところで逆に，他の病理状況により部分的に変化を受けても，抑うつ性遅滞はその独自性に変化をきたさないことを確認できる例が存在する。パーキンソン病患者における抑うつ病理はこの点で興味深い

対象となろう。

パーキンソン病患者の抑うつ状態に対する抑うつ性遅滞スケールの応用

パーキンソン病患者における抑うつ状態は，抑うつ性遅滞の研究にとって貴重な情報を与えてくれる。このような患者では，抑うつ性遅滞スケールはうつ病患者と同様の因子構成を有するのか？ スケール特性に変化が見られるのか？ 遅滞はパーキンソン病の無動および硬直症状の中に潜んでいるのか？ 抗パーキンソン剤と抗うつ剤の遅滞に対する作用はそれぞれどうなのか？ 次に紹介する研究報告はこれらの問いに対して答えている。

抑うつ性遅滞スケール

抑うつ性遅滞スケールの因子構成を調べるために45人の抑うつパーキンソン病患者が選ばれた。これらの対象は入院中のパーキンソン病患者で，あらかじめ設定された基準(ハミルトンスケールの得点が17以上およびファイナーの診断基準)を満たしている。評価は入院時において抗パーキンソン剤の投与前かつ抗うつ剤治療が一切なされない状態で行われた。統計学的処理としては，第2章のうつ病患者の場合と同様，主成分分析による多因子分析を採用した。結果は表3のとおりである。

抑うつ性遅滞スケールの因子構成は，パーキンソン病のないうつ病患者のものと近似している。

第1因子は35％の分散で項目全体が含まれていた。唯一の違いはこの分散率にすぎない(51％の代わりに35％)。これは抑うつパーキンソン病患者の点数のばらつきが小さいことから理解できよう(高

表3 抑うつパーキンソン病患者45人における抑うつ性遅滞スケールの主成分分析：項目と因子の相関関係

		第1因子	第2因子	第3因子
1	歩　　　調	−0.65	0.23	−0.48
2	運　　　動	−0.57	0.31	−0.55
3	表　　　情	−0.57	0.37	−0.50
4	口　　　調	−0.64	0.43	0.43
5	声	−0.66	0.40	0.47
6	受け答えの短さ	−0.61	0.30	0.46
7	話題の豊かさ	−0.80	−0.07	−0.06
8	思考の柔軟さ	−0.64	−0.05	0.11
9	精神的反芻	−0.54	−0.49	−0.12
10	易疲労性	−0.25	−0.13	−0.41
11	興　　　味	−0.70	−0.23	0.12
12	時　　　間	−0.60	−0.22	0.03
13	記　　　憶	−0.36	−0.65	0.08
14	集 中 力	−0.55	−0.63	0.09

得点が多い）。うつ病患者は普通，スケール項目での得点の広がりが大きいため，第1因子の分散率が高くなる傾向にある。第2因子（13.5％の分散）では，運動項目が易疲労感以外の主観的思考項目と逆相関をなしていた。

　第1因子と第2因子を座標軸にとって患者全員の配置を見ると（それぞれ1項目につき1点として計14点），両因子の全体的な関係を見ることができる。こうしてわれわれは，第1因子に沿って並ぶ患者はどのような要因によるのか調べてみた。その結果，遅滞の極大側には抑うつ症状が重度な患者が並び，反対側には抑うつ症状の軽度な患者がくることが確認された。それを図1に示す。

　抑うつパーキンソン病患者におけるこのような統計的配列は，パーキンソン症状をはじめ，他のいかなる要因からも説明できない。

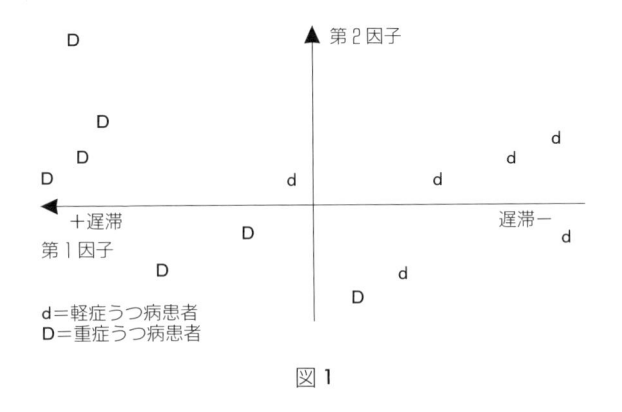

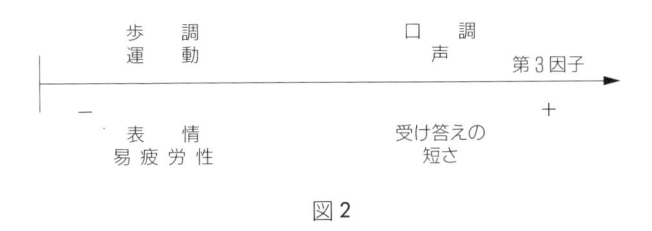

```
        D                    ↑第2因子
                             │
           D                 │              d
         D                   │        d   d
    D   D             d      │    d
  ←─────────────────────────┼──────────────────→
    +遅滞                    │        遅滞−
   第1因子          D        │              d
              D             │       d
  d=軽症うつ病患者            │    D
  D=重症うつ病患者
```

図1

```
         歩  調              口  調
         運  動                  声     第3因子
  ←──────┼──────────────────────┼──────→
    −                              +
         表  情              受け答えの
        易 疲 労 性             短さ
```

図2

したがって,抑うつ性遅滞スケールによる測定結果は,パーキンソン症状というより抑うつ症状の重症度を表すといえる。

第3因子(11.7%の分散)は抑うつパーキンソン病患者に特異的なものであった。この場合,第3因子と負の相関関係にある歩調,運動,表情,易疲労性項目が,同因子と正の相関関係にある口調,声,受け答えの短かさの項目と対立していた。それを図2に示す。

問題は歩調や他の運動の項目では高得点でありながら,言語面の項目で低得点を呈する因子である。これは次の2点から理解されよう。第1点は,この種の患者に見られる精神運動焦燥に関する点で

ある。パーキンソン病患者において焦燥という用語は，一般の臨床的な意味では用いられず，言語面に限られている。運動面ではパーキンソン病性無動が，焦燥による徘徊を妨げるからである。第2点として，パーキンソン病患者の加速的な話し方があげられる。これはおそらく，通常では随意的にコントロールされる言語活動の自動成分が解放されるためと考えられよう。

以上の多因子分析から次の点が示唆される。
- 抑うつ性遅滞スケールの因子構成はパーキンソン病のないうつ病患者の場合とほとんど変わりはない。遅滞はパーキンソン病でなく，抑うつ症状の重症度と高く相関している。つまり抑うつ性遅滞は，パーキンソン病においても確かにその意義を失っていないと考えられる。
- 今回の主成分分析により，パーキンソン病患者という特殊な群に対して抑うつ性遅滞スケールがいかに因子構成の安定を保ち得るのかが証明された。質的な面において，同スケールはパーキンソン病患者でわずかな相違を示したが，本来のスケール特性は保たれていた。
- より厳密には，抑うつ症状のないパーキンソン病患者を対象にした抑うつ性遅滞スケールの評価結果も述べる必要があろう。それは現在，サンテチェンヌ，ペレの研究グループで準備中である。

さらにわれわれは，同じ抑うつパーキンソン病患者群で，抗パーキンソン剤(ドーパ＋ドーパ脱炭酸酵素抑制剤)とクロミプラミンの効果をそれぞれ調べた。その結果，抗パーキンソン剤治療では，抑

うつ性遅滞スケール得点にほとんど変化がないのに，クロミプラミンによる治療では，顕著な遅滞の緩和が見られ，対象となった無動患者に運動の増加までもたらすことが確認できた。

以上が結果として引き出されたが，まだ次のような問題がいくつか残っている。

- パーキンソン病の精神運動障害と抑うつ性遅滞の区別はどの程度明らかにできるのか？　両者が両立可能な神経生理学的レベルでの共通様式はないのか？　あるとすれば，互いに独立したふたつの行動群の部分的な重なり合いなのか？
- 同じ問題がさらに，抑うつ性遅滞と精神無動症 (akinesie psychique) でも生じてこよう。
- 行動についても同様である。1例としてパーキンソン病患者の認知障害があげられよう。抑うつ症状を伴わないパーキンソン病患者は，たとえ症状が重度であっても認知障害を否認する。これに対して抑うつパーキンソン病患者は，症状の程度にかかわらず，抗うつ剤で改善される主観的な遅滞を呈する。前者の場合，遅滞の要素が部分的に欠けているためとすべきか，つまり抑うつといえる唯一の行動は，連想の流動性とこの流動性への認識が組合わさった活動とみなすべきなのか？　結局のところ，抑うつ性遅滞と他の病理状況との比較研究は，運動機能，動機付け，感受性，これら3者の関係を解明する糸口をなすものといえる。

III. うつ病の疾病学的境界

　抑うつ状態が他の精神症状や身体疾患とともに認められるとき，その鑑別は困難になることが多い。精神科医がじっと動かない患者を前にして，メランコリーか分裂病か判断に困ることはよくある。それが軽度の場合は，うつ病か甲状腺機能低下症か迷うこともある。精神分裂病も甲状腺機能低下症も，どちらも抑うつ状態を呈することがあるため，なおのこと問題が複雑になってくる。抑うつ性遅滞を認める病的状態を列挙しても際限がないので，ここではいくつか例を挙げて問題点を絞ってみたい。

1. 抑うつ性遅滞と不安

　うつ病と不安の関係は以前からたびたび話題になってきた。しかし実際のところ，それは未だに明らかにされてない。問題は続発性うつ病（神経症性または反応性うつ病）にある。というのは，不安がメランコリーうつ病の症状に含まれるなら，2次的に不安をともなううつ病と，しばしばうつ病の原因となる神経症性不安との境界を明確にしなければならないからである。抑うつと不安の間に一線を引くことは，異なる病的状態として鑑別する意義に加えて，治療上も重要であることはいうまでもない。

　われわれはまず，うつ病と不安の関係についての研究に目を通し，これら二者の鑑別にあたり，遅滞の概念がどのような点で有用であるのかを考察する[35,61]。

うつ病と不安についての研究

うつ病と不安の関係を明らかにしようと，次のような研究が行われた。まず統計学的研究であり，もうひとつは薬理学的研究である。

多変量解析(因子分析や主成分分析)を用いれば，うつ病評価スケールの構成面が検討可能となり，うつ病症状の主たる側面が明確にされる。場合によっては，うつ病に無関係な不安因子を取り除くこともできる。しかし，こうして得られた結果はまちまちで，まとまった結論を得るまでには至っていない。

薬物も行動の分析手段として，うつ病と不安の鑑別に有用となる。このことを証明しようとした研究はかなりの数に上っている(なかでもル・ゴックの論文には詳細な文献検討が見られよう[34])。ただ残念ながら，これらの研究は，研究対象の偏りをはじめ，使用薬物や評価基準のばらつきなど，方法論的な一貫性を欠くため，さらなる分析が難しい状況にある。また，最も有効な治療薬(抗うつ剤に対するベンゾジアゼピンまたは抗うつ剤とベンゾジアゼピンの併用)の評価という目的も含まれており，それによるバイアスが生じていることも考慮に入れなければならない。

いずれにせよ，抗不安剤は抗うつ効果を有することがあると一応は結論付けられよう。ただ，それが直接の効果なのか間接的なものなのかは明らかではない。うつ病患者には抗不安剤に反応する例と反応しない例が見られるからである。とはいえ一般に，症状のいくつかは薬物効果によって識別されている。オーバーオールによれば，遅滞は抗うつ剤の優先的な標的となるらしい[9,41]。ところでこれは焦燥うつ病と遅滞うつ病の古い類型概念に基づくものである。実際，これら二者の対比が抑うつ状態の分類基準となってきた。英語圏の

精神運動遅滞（psychomotor retardation）という用語がもっぱら遅滞の運動面だけを指すことからも明らかである。うつ病と不安に関する薬理学的研究のほとんどには，以上のような疾病学上の曖昧さや行き詰まりが見いだされる。

「遅滞」の仮定は，第1章で詳しく述べたとおり，疾病学上の暗礁を避け，うつ病と不安の関係を新たな視点で捉え直させてくれよう。この仮定に立てば，抑うつ性遅滞の有無により，うつ病を不安や気分障害を伴う他の病的状態から鑑別可能になるといえる。

うつ病と不安の研究における抑うつ性遅滞スケール評価の意義

これまでの研究の多くは，遅滞を運動面のみで捉えていた。日常使用される評価スケールでも，遅滞はその中のひとつの項目でしか検討されなかった。そこで，抗不安剤の標的症状としての不安と，抗うつ剤の標的症状としての精神運動遅滞という対照関係を確認するために抑うつ性遅滞スケールの利用が適切と考えられた。

このような経過から，ベンゾジアゼピンに対する反応例を他から区別する目的で，抗不安剤（ベンゾジアゼピン）治療後8日目の評価と，8日目から抗うつ剤（三環系）治療を加えた後の病像評価を比較した。

調査は次の診断カテゴリーからなるうつ病患者群に行われた。双極病，単極病，妄想性メランコリー，初発抑うつエピソード，神経症性うつ病。

これらの対象は42人の入院患者であり，評価は入院時，入院8日目，入院36日目，退院時の4時点に行われた（ハミルトンのうつ病スケールによる総合評価，抑うつ性遅滞スケールによる遅滞評価，ハ

ミルトンの不安スケールによる不安評価)。

主な結果を次の表に示す(表4，表5，表6)。

以上の結果から，たとえ抗不安剤が抗うつ効果を有するとしても，対象群全体では下位カテゴリー群同様，遅滞は8日目では改善されていない。

したがって，抑うつ性遅滞スケールで測定される遅滞は抗うつ剤の優先標的であり，遅滞の有無は(同スケールでの評価が16点以上か未満かで)特異的に抗うつ剤治療の効果を見通すことのできる因子といえる。

続発性うつ病を対象とした調査はこの結果を支持するものであ

表4　対象患者全体

改　善	入院8日目	退院時(36日目)
総　合	±	＋＋＋
遅　滞	－	＋＋
不　安	＋	＋＋＋

患者配分は双極型と続発性の群が明らかに有意を占め，興味深い群間比較が可能であった。

表5　双極患者群

改　善	入院8日目	退院時(36日目)
総　合	±	＋＋
遅　滞	－	＋＋＋
不　安	＋	＋

表6　続発性うつ病群

改　善	入院8日目	退院時(36日目)
総　合	＋	＋＋
遅　滞	－	＋＋
不　安	－	＋＋

る。続発性うつ病群は，抑うつ性遅滞スケールの評価に応じて16点以上と未満の二相に分かれ，16点以上の患者群のみ，抗うつ剤の追加効果が認められた。

双極群では，当初の評価が16点未満の患者の数が少なかったため，同様の確証は得られなかった（16点未満の患者で回復の見られたのは2例にすぎないものの，抗うつ剤による効果が疑わしかったことを付記しておく）。

結　論

不安と抑うつの境界は曖昧で定義付けも不十分なままである。抑うつ性遅滞はその境界をはっきりと画し，とりわけ続発性うつ病の複雑さを解明するものとなろう。

このように，抑うつ性遅滞の証明は，不安が優位なために抑うつが隠れて診断が困難になっている症例を扱う際，重要な役割を担うと考えられる。

以上の結果をまとめると，抑うつ性遅滞は，疾病学的分類から独立した，抗うつ剤の治療効果を見通せるすぐれた指標といえる。

2．抑うつ性遅滞と神経症性制止

フロイトはすでに早くから制止に関心を寄せていた。もちろんその関心は今日の精神分析においても変わりはない。

力動的な観点では，制止は無意識のメカニズムを基盤に持ち，主体にとっての妥協といえる。神経症性制止とはこのようなものである。ところで神経症性制止と抑うつ性遅滞は混同され得るのか？われわれの見方では，たとえその区別が臨床的に難しいとしても，

両者の間には確固とした相違があると考えられる。それは神経症性制止に特徴的な部分性と関係している。フェリーヌ[19]は,制止が離人体験を引き起こしうると指摘しているものの,神経症性制止のほとんどは限られた範囲内で生じることが多い。時間的にも空間的にも,その精神機能の広がりは部分的である。神経症性制止は抑うつ性遅滞のように,運動,思考,自己の体験,すべてにかかわるものではない。

ここで再び,抑うつ性遅滞の均一性という特性が強調されている。

3. 抑うつ性遅滞と精神分裂病

多くの研究が抑うつ性遅滞と精神分裂病の関係について行われてきた。これらの中から,参考になるいくつかを紹介してみたい。

まず,運動遅滞と分裂病欠陥状態の自発運動症状との関係に注目したものとして,ヴァン・プタンの研究を挙げておく[58]。

ところで,うつ病と精神分裂病の研究で,向精神薬の二次的効果を入れると問題は複雑になる。むしろ問題にすべきは,思考遅滞と精神解体との区別,正確には連想活動性の求心的狭小と思路障害との区別についてである。これらの症状はまた,精神分裂病の抑うつ例と照らし合わせ,臨床上の多様性についてあらためて検討されねばならない[35]。

ただ一点だけ注意を促しておきたい。オリヴィエ・マルタン[39]が分裂病患者における抑うつ状態の発症特性について調べている。彼が見出したものは抑うつ性遅滞の特性であった。つまり,「……抑うつ分裂病患者は注意と集中の特有な不調を訴えるようである。この患者達はふたつの観念をうまく統合できない。……例えば,読んだも

のを理解できず，すぐに忘れ，文章の断片ごとに読み直さなければならないという。……こうした制止の臨床特性は，常に分裂病の連合障害と結び付けることができるとは限らない。そのような制止は，メランコリー性の遅滞に類似のメカニズムを起源に持つとも考えられるからである」。この場合もまた，臨床上の微妙な局面で，うつ病の特定に遅滞が引き合いに出されている。

4. 抑うつ性遅滞と器質性認知障害

　抑うつ性遅滞を器質疾患の認知障害と照らし合わせてみることも重要であろう。アルコール症，意識障害，頭部外傷後遺症などからの続発症状は詳細な検討に値する。ここでは以下の2点に絞って述べることにする。

　うつ病における認知障害の精神機能研究は，器質障害との比較計量によって続けられてきた。それらの研究によれば，うつ病の場合に問題となるのは，器質疾患に認められるものとは異なる，機能的な障害であるという。そこでその確認のため，さまざまな課題を用いた検討が必要になった。コーエンら[11]の結果では，うつ病患者の障害は，努力や運動の「賦活」を要する課題に限られるとのことである。そして，発動，運動，注意，これらの機能全体の不全とする他，説明可能な欠陥はないとまとめている。トメーとヴィドロシェらも同様の機能において，阻止，符号化，打点などによる課題成績と抑うつ性遅滞スケール得点の間に相関関係を認めている(準備中)。

　痴呆に関する研究では，抑うつ性遅滞の類似性はほとんど認められていない。一方，カールソン[8]は，精神遅滞の思春期例における抑うつ状態を調べたところ，精神運動遅滞はほとんど見られなかった。

つまり，精神遅滞でも抑うつ性遅滞と考えられるような臨床所見は認められないといえよう。

われわれはまた，アルツハイマー型痴呆患者とHIV感染者を抑うつ性遅滞スケールで評価した。アルツハイマー型痴呆患者118人の平均点は12.9±5.7(分布幅は3から29)[71]，無症候性のHIV陽性者71人では，このスケールの10項目による簡略版で，5.2±3.8の平均点(分布幅は0から8)を得た[72]。いずれの群も，抑うつ性遅滞スケール得点はMADRSやハミルトンのうつ病スケール得点と有意な相関を呈していた。以上の結果から，抑うつ性遅滞スケールは，アルツハイマー型痴呆やHIV感染者といった対象群においても遅滞の有無を知るのに有用なことが明らかである。なお，得点結果から理解できるように，両群とも遅滞は重度ではないものの，健常者との比較では有意に優っていたことを付記しておく。

第 5 章　抑うつ状態の「生物学的境界」

Y. LECRUBIER

　遅滞の仮定によれば，遅滞の生物学的側面は抑うつ状態の生物学的側面に対応すると考えられる。後者は多くの研究で取り上げられているのでここで論じるまでもないであろう。それに対して，これまで述べてきた精神運動遅滞に関しては，信頼できる高感度な評価方法が何も確立されてこなかった。

　生物学的側面の正確な測定を欠いては，「遅滞の生物学的基盤」についての説明を展開できず，さしあたり一致の見られるデータを再検討するか，疑問点を整理することになる。

　まず回答を出さねばならない根本的な問いは次の点に絞られる。果たして，抑うつ状態における遅滞とは，抑うつと遅滞が重なり合った生物学的な一側面といえるのか？　遅滞の発生とは，機能解明が必要な何らかの構造による，ある意味で不可逆的な生物学的境界を成す特殊状態の出現といえるのか？

臨床から示唆される遅滞の生物学的側面

　うつ病の概念はその歴史を通じて大きく変化してきた。現在それは，苦痛を伴った生きることの困難な状態を指す，極めて広い意味に及んでいる。境界の不鮮明なこの領域では，その病理が医学的に疾病として議論されるように，されなくてはならないように，下位

分類が必要となろう。

こうした意図で，メランコリー概念を他のうつ病タイプから独立させようとする説が唱えられた。状態記述的なメランコリー概念は，内因性か反応性，精神病性か神経症性かといった対立的な区別でなく，自然発生かつ不可逆性の考え方に基づいている。ここでの不可逆性とは，外的刺激が無効で化学的介入（抗うつ剤治療）のみが有効であることを意味する。

自然発生かつ不可逆的な状態，すなわち，周囲の通常の関係からの断絶かつ化学物質による寛解，これらの総合所見が自生生物学的異常とでも呼ぶべき現象を示唆するといえる。

したがってまず必要なことは，抑うつ病理の中から自然発生かつ上記の意味で不可逆的な生物学的障害としてのうつ病を分離させる，よりふさわしい境界を明確にすることにある。

メランコリー概念の「疾病」面を強調する中で，プランジュは，病的過程や治療上の論証に加え，精神運動遅滞と自律神経障害の所見を挙げている[47]。この場合，遅滞は他の臨床症状を伴う行動異常として出現し，これが生物学的自生性に対応するという。一本の連続線上で重症度が移行する症状と異なり，遅滞の発生は日常生活からの断絶が特徴と考えるのである。こうして彼は遅滞の病理に質的概念を導入した。

実際に遅滞が認められれば，単極および双極性の「不可逆的な」うつ病の識別とともに，イミプラミンのような薬物による治療が有効な例と無効な例との鑑別も可能になる。

うつ病のさまざまな表出形態を貫く遅滞の恒常性，また，異文化間の研究や，より高感度に筋電図記録で調べられた表情凝固の普遍

的意義は，生来の生物学的反応の存在を支持するものである。運動および精神のこのような凝固反応は，それ自体が末梢に引き起こす変化や，さまざまな中枢構造へ与える影響を介して，抑うつ患者の主観的体験の基盤となろう。さらにこれらの変化や影響は，文化，歴史，個人などに応じて色付けされ，結果として多彩な表出になると考えられる。

　母親から引き離された乳児の絶望状態は遅滞を思わせるものがある。このことから，こうした行動異常に対する好発年齢や脆弱性を持ち出すまでもなく，乳児の生来的な反応の基盤構造が，成人の遅滞発生の基盤にもなっているとはいえまいか。ただ，そのような行動異常が成人で抑うつ的意義を有するからといって，乳児でも同様にみなすことはできない。重要な点は，通常の行動パターンとの断絶を特徴付け，生来的な反応の存在を示唆し，生物学的分析に適した状態の発生なのであり，これについて数多くの研究が試みられている。

治療および薬理学的論証

　精神運動遅滞を治療効果から捉えた研究でまず挙げねばならないのは，抗うつ剤効果についての最初の報告である。その中で，抗うつ剤効果は「標的症状」との関連で述べられている[32]。いずれピショーにより，抑うつ状態を成すさまざまな因子のうちで遅滞は，抗うつ剤効果と最も高い相関を示すことが明らかにされるであろう[43]。一方，継時的な観察を通してシュベールは，治療初期は非特異的な改善の時期であり，おそらく入院自体やクロミプラミンなどの鎮静効果によると考えられ，厳密にはその後に抗うつ剤効果を反映する

時期がくるとしている[52]。初めの時期でなく，それに引き続く時期で遅滞の改善が見られることから，遅滞は抗うつ剤の標的症状になるとされている。

気分はこの場合，適当な標的症状とはならない。チェクレーはアンフェタミンを用いた研究で，気分に対する効果と抑うつに対する効果との乖離を見出し，それぞれの効果における関連構造と気分レベルの変化における末梢刺激の役割について問題を提起している[10]。

われわれもまた第2章で，遅滞患者のほうが非遅滞患者よりも抗うつ剤治療の改善率が高いことを確認できた。

さらに，どのような病的要素，言い換えるとどのような患者が抗うつ剤治療を特異的に必要とするかを調査した研究がある。オーバーオールは，その特異性が「遅滞した」うつ病患者に認められることをはじめて明らかにした[41]。BPRSで選ばれた患者群のこのデータによれば，非特殊薬物治療では無効な残留性病理は，中枢性かつ生物学的な変調と結び付いているとし，結局は遅滞であると報告されている[9]。第4章でわれわれは，遅滞のある時は抗うつ剤治療が必要であり，遅滞のない時はベンゾジアゼピンに比べて抗うつ剤はほとんど効果がないとする予備結果に目を通した。これは疾病分類から独立した所見である[35,61]。したがって，抗うつ剤から見た遅滞の標的症状としての特性に加え，遅滞があれば抗うつ剤治療を要するともいえるわけであり，遅滞における抗うつ剤治療の必要で十分な条件が満たされたことになる。

こうして臨床と治療の両面から，一種独自な生物学的障害が浮き彫りにされる。そしてその障害は，疾病分類よりも遅滞が最も正確

な反映として表われる現実の状態と結び付いている。つまり遅滞は，自然発生かつ不可逆的な，ある種の生物学的変調を他から画すものといえる。

I．人間における生物学的研究

　生化学的な障害と行動の関係が十分に解明されず，さらに遅滞を測定する適切な方法もない状況でありながら，中には説得力に乏しいながらも興味深い研究が見られる。ここでそれらのいくつかを紹介しておく必要があろう。

1．うつ病における神経伝達物質の変化

　この分野の研究のほとんどは，ノルアドレナリン，ドーパミン，セロトニンといった，抗うつ剤で変化を受けるアミン類を対象としている。

　それらによると，抑うつ状態ではドーパミン作動レベルでの機能異常は認められないようである。ただし，主要ドーパミン代謝産物のホモヴァニリン酸(HVA)の低下が遅滞患者の髄液で報告されている[5,56]。ただし，これは活動性低下状態一般に渡って見られ，抑うつ性遅滞に特異的なものではないらしい。

　多くの研究がさまざまな論を交わしている中で，ほぼ中枢由来とされるノルアドレナリン代謝産物，3-メトキシ-4-ヒドロキシフェニールグリコール(MHPG)に関してはいくつかの結論を引き出せよう。

　この代謝産物は，単極および双極性うつ病，いわゆる原発性感情

障害で低下するといわれている。そこでその割合と重症度の関係が注目されるが，相関傾向があるだけにすぎない。遅滞患者群における内因性症状の有無とMHPG低下の有無がむしろ明らかな関連性を呈する。ところで重要な点は診断ではなく状態である。一般に遅滞と自律神経障害が認められれば内因性由来とされている。実際，カテコラミンの低下が著しいのは遅滞患者であるらしい。ところが焦燥患者と比べると遅滞患者はカテコラミン値に差のないことも報告されている[51]。ハミルトンが主張するように，遅滞と焦燥は対立するものでも相いれないものでもないことが思い起こされよう[24]。まさにここに遅滞測定についての問題が生じてくる。というのは，われわれは第2章で，焦燥患者がいくつかの運動項目以外には，焦燥のないうつ病患者と同様な遅滞を呈しつつも，そうした「遅滞と焦燥の合併」は不安の程度と逆相関をなすことを明らかにしたからである。いずれにしろ，これらの研究全体を通してみると，少なくともある種のうつ病患者では，遅滞とMHPG低下の間に何らかの関係が考えられる点で一致している。ただし残念ながら，どれもそれを確証できるまでに至っていない。われわれの予備調査では，24時間尿中分泌MHPGが低値の時，遅滞とMHPG値は高い負の相関を示した。ところがMHPGが正常または高値の時は，両者の間に相関は見られなかった。これはこの種の研究の限界を示すものであり，ノルアドレナリン作動構造の機能不全が，物質放出低下以外の原因から生じることを示唆するものである。

　抑うつ状態では，髄液中のセロトニン代謝産物，5-ヒドロキシインドール酢酸（5HIAA）の低下が内因性疾患の下位群と一致する場合があるという[57]。とはいうもののこの物質の低下は，診断名よりむ

しろ素因との対応が考えられるらしい。こうした意味で,うつ病患者でなく「罹患率の高い家系」の者を対象にした調査が必要になった。その結果,髄液中の5 HIAA低下に関連する唯一の行動は自殺衝動であったが,必ずしも抑うつ状況由来のものとは限らなかった[4]。したがって現時点では,精神運動遅滞をセロトニンの代謝異常と関係付ける所見はまだ見出されていないといえる。

2. 内分泌機能低下としての異常

内分学の応用により,機能型異常の研究がここ数年来可能になってきた。この方面の研究で調べられるものは,制御された状況における種々の構造であり,その機能様式である。

内分泌機能の座は視床下部―下垂体レベルにあり,一部がモノアミン作動性ニューロン支配の促進および制御因子で統制されている。この点から,中枢性モノアミン異常がうつ病で見られれば,同じモノアミンで調節される神経内分泌構造にも異常があると考えられる。しかし現時点では一致した結論は得られていない。うつ病患者にそうした内分泌機能異常例が認められるとしても,同じ機能が正常な患者とどこがどう異なるのか,今のところ説明できないままである。いかなる生物学的,臨床的データもその違いを解明するまでには至っていない。

ただ,さまざまなレベル,例えばコルチゾール,甲状腺刺激ホルモン(TSH),成長ホルモンなどでの異常が,内因性と呼ばれるうつ病で有意に多い点だけは留意されたい。これらの異常と遅滞の間に何も関係がないとは考えられないからである。こうしてなおもいくつかの系統だった研究が試みられている。ここではそのような研究

が必要な例をいくつか挙げておくことにする。

デキサメサゾンによるコルチゾール抑制検査からは特に示唆が得られないとしても，TSH 分泌ホルモン(TRH)の TSH 分泌に対する反応は，抑うつ状態の重症度とでなく，精神病的要素の存在や遅滞と相関するらしい[25]。また，重度のインスリン血症にもかかわらず，グルコース消費が低下することも，抑うつ状態の重症度より運動遅滞とのほうが高い相関を呈するようである[28]。

II. 動物モデル

これまで述べてきた説明は，抑うつ状態の生物学的側面の考察である以上，疾病分類というよりむしろ現状態の捉え方に焦点が当てられている。この中で遅滞は，「生物学的に共通な決定的様式」を想定した基盤に抑うつ病理を発展させるため，それだけ重要性を帯びてくる。

実際，この形成因としての遅滞の役割は何らかの構造機能を反映するものであり，理論的には動物研究が相応しいといえる。動物研究は次の事項を究明するに当たり有利である。
● 抑うつモデル発生と環境との相互作用。
● 抑うつモデル発生における関連構造の担う役割。

この種の研究は，アミンの割合と抑うつ行動の直接的な関係を調べる研究より有益だといわれている。直接的な関係を調べる場合，関連ニューロンの特定とそれらのニューロン自体の機能解明が十分でないからである。ところで，系統発生学的に組み込まれた反応パ

ターンが，うつ病経過中に徐々に引き出され(適応機能)，行動制止という形で表出される(現実化)なら，これらふたつのレベルで相互作用し得る要素を述べる前に，抑うつ状態の生理学的生成機序についてより厳密な生物学的検討が必要となってくる。

そうした生物学的検討のひとつに，人間の抑うつ状態に相当する状態を動物に再現した研究がある。このモデルでは，解剖学的構造に対応した機能の変化が観察できる。

ハーロウは霊長類の子供で分離体験の重要性を指摘した。スピッツの研究に続いてハーロウらは[54]，子ザルが母親から引き離されることにより一連の抵抗，失望，引きこもりといった状態を呈すると報告している。子ザルは叫んだり母ザルを探したりなど，混乱した過活動期の後で，じっとうずくまる姿勢をとり，もはや動こうとせず，仲間と遊ぶこともしなくなる。それから再び母ザルと一緒にすると，母性的な肌の触れあいにより運動の増加をとり戻す。この場合，母親との以前の接触が希薄であればそれだけ回復は早いことが多い。ただし，これはそれぞれの個体によっても異なるようである。いずれにしろ，こうした母親からの早期の別離を体験したサルは，さらに新たな難局に直面する際，その取り組み行動において持続的な異常を呈すると考えられている。

仲間からの分離も，対象動物が若くても成長したものでも同様の結果を得ている。社会的な状況変化に対するこうした反応は仲間のもとへ戻されてからも持続する。同じタイプの反応が，社会階級がどうであれ，突然の階級低落を被ったサルにも認められる。これらの体験が重なって行動は凝固し，対象によっては拒食を伴う虚脱状

態に陥り，ついには死に至ることにもなるのである。

このような行動については，薬理学的に証明されているものがある。例えば，アミン作動性物質を減少させるレセルピン，チロジン・ヒドロキシラーゼを抑制してカテコラミン合成を阻害するアルファ-メチル-チロジン，カテコラミン作動性終末を侵す6-ヒドロキシドーパミンの投与で，同一の行動反応が作り出され，サルでは前述の例と極めて類似した症状，つまり，運動遅滞，社会活動の低下，外部からの刺激に対する関心欠如，萎縮した態度が生じる。これらの行動反応群は，前章まで述べてきた抑うつ性遅滞を構成する諸成分に一致するといえよう。ただしPCPA(セロトニン合成抑制物質)はこの種の行動を出現させることはないようである。

クレマーとマキネー[31]は，以上の行動に対するアルファ-メチル-チロジンの作用を詳しく調べ，その行動出現までの必要量が，以前の分離体験に左右されることを明らかにした。彼らは，モノアミン作動構造の関連性と，遅滞や引きこもり反応に対する過去の体験作用に注目している。結局，抗うつ剤は分離体験による作用を軽減させると考えられるが，この場合，他の物質がほとんど検討されていないことを付け加えておかねばならない。

セリーグマンらは[37]，一連の学習実験から，彼のいう学習性無力におけるショック不可避要因を強調している。彼らは犬をハンモックに固定し，電気ショックを避けられない群と，レバーでショックを停止できる群を比較した。その結果，ショック不可避群が後の逃避条件付けで欠陥が認められることが明らかになった。つまり，逃げる代わりに通電格子の上で身を伏せてショックを耐えるのである。これは動かないでショックを避けるようにされた犬と同じであっ

た。こうした犬達は人間との接触でも皆受動的な行動パターンをとった。

　同様の現象は，猫，ネズミ，魚，人間でも確認できることから，系統発生学的な反応と考えられる。動物が激しい混乱状況からどうしても逃れ得ないと学習する時，苦境を避ける機能に何らかの変化が生じるといえよう。三環系抗うつ剤はこの逃避機能を修復させるものとなる。不快を避ける状況適応行動のこうした欠如は，セリーグマンによれば，行動発動機能の低下として解釈されている。以上のように，環境の強化要因は学習を通して状況適応行動を実現不能にすると考えられるに至った。ただこの見解は，コステロが指摘するように，実験の範疇を越えた一般化に走り過ぎたきらいがある。

　そうした無動としての反応を説明するために，終脳中間束レベルの報酬システム（ノルアドレナリン作動性）へ抑制的に作用する透明中核の役割（コリン作動性）が引き合いに出された。この見方は抑うつ状態におけるノルアドレナリンとアセチルコリンとの不均衡仮説[27]に相通じるところがある。避けることのできないショックに直面して，逃れることをあきらめる根底には結局，ノルアドレナリン作動性物質の欠乏とコリン作動性物質の過活動性が潜んでいるらしい。

　ポルソルトの研究で次の確証が得られたのも，もとをたどれば「行動における絶望」の実験からであった。ハツカネズミを円筒容器に入れ，逃れられないようにして水に浸すと，はじめは何とか脱しようと試みるが次第に動かなくなる。いったん元に戻して実験を繰り返すと，無動はより早期に生じ，長く続く。ところで，抗うつ剤は（効果が賦活的であれ鎮静的であれ）この「絶望行動」に拮抗するよ

うに働く。ただし，こうした賦活効果は見かけ上のものであり，投与物質そのものの直接的な作用ではない。ドーパミンが絶望状況における過活動性や活動性低下の他，日常的な自発行為と関係する一方，ノルアドレナリンがこの特殊な無動において主要な役割を担っていると推測できるからである。

ここで次の視点が浮上してこよう。激しい混乱状況に対していかなるコントロールも不可能と学習した時に生じる無動反応。主たる役割がノルアドレナリン作動性とされる抗うつ剤の同反応への拮抗作用。

こうして，母親や仲間からの分離，社会的打撃，コントロール不能な不快状況，これらの体験はすべて皆，抑うつモデルと見なせる同一の反応に至ると考えられるようになった。

以上の動物モデルと人間のうつ病の類似点は数多く，確固たる論拠によって証明されている。しかしこれらのモデルでは，原因(分離，打撃，無力感)，不調に陥った機能(母子関係，逃避およびその探索)，抑うつモデルとなる行動反応が，個々区別されずに混在したままである。とはいえこうした無動反応は，種々の動物行動や動物実験を通してみれば，やはり人間の精神運動遅滞と非常に近いと考えられる。事実，人間においても，周囲に対する全面的な反応停止，ひどくなれば特殊な薬物治療なしでは死に至ることもある行動凝固が，動物と同様に確認できるのである。

われわれはこの抑うつモデルを「うつ病モデル」ではなく，「抑うつ性遅滞モデル」と呼ぶのが妥当としたい。ただし，その行動面や生物学的側面は，動物では特定の解剖学的構造および機能から解明されようが，それを直ちに人間のうつ病あるいはうつ病症状群に当

てはめることはできない。したがって最初の段階としては、この無動反応の発生メカニズムを検討することが重要となろう。

　次に、神経システムとその機能について動物モデルで検討することが問題となる。

　発動性に関するオールズの業績に続いて、正負の強化システム概念をめぐり、多くの研究が行われてきた。その基本には、行動は、特定の反応を引き起こす報酬によって支配されるという考え方がある。これをもとに、中枢、神経経路、シナプス、神経伝達物質を含む、報酬システム理論が導入されるようになった。

　報酬システムとうつ病の関係で興味深い点は、行動全体に及ぶ行動変化がひとつのシステムから解明されることである。この行動変化がまさに精神運動遅滞の定義に対応するといえよう。

　スタインはうつ病を「強化の障害」とした最初の研究者であった。その原因は構造的にいえば、強化経路の異常、あるいは罰システムの過活動性とされた。

　アキスカルとマッキネーも同じく、強化や罰の結果としてうつ病を位置づけた。彼らは、周囲の強化要因から生じる無動症状群は、生物学的に共通な決定的反応様式を基盤に持つと結論している。

　このような強化説が認められれば、それに関わる機能構造や関連伝達物質を検討しなければならなくなし、実際可能となろう。それについて現在一致の見られる結果は、抗うつ剤の作用から関連伝達物質の役割を調べた研究によるものである。

　スタインはふたつのシステムの平衡関係を主張している。まず「強化システム」である。終脳の正中束はノルアドレナリン作動性

の行動反応を司ると考えられ，このシステムが機能不全になると抑うつ状態が生じるとされている。そして脳室周囲の「罰システム」。コリン作動性のこのシステムの機能亢進は不安の原因となるという。ノルアドレナリンとコリン両作動性システムの平衡関係という概念は既にジャノフスキーが報告していた[27]。

クロウは刺激実験によって，発動性に関わる青班核と終脳正中束の重要性，およびノルアドレナリンの役割を明らかにしている[15]。彼は強化の無効性，つまりノルアドレナリン作動性構造の機能低下がさまざまな抑うつ状態を作り上げることを指摘する。彼によれば，不安は「罰システム」の過活動性から生じるというのである。そして罰の予期による適応行動除去実験，すなわち薬物作用や損傷によって適応行動をできなくした実験でのセロトニンの重要性に注意を促す一方，ノルアドレナリン作用を高めたりセロトニン作用を低下させたりする物質の治療効果を明らかにしたうえで，抑うつ状態や不安には強化と罰の間に何らかの平衡状態が存在することを主張している。

アキスカルは強化に関わる究極的な中枢として，正中束と脳室周囲システムをあげている。このレベルの変化が精神運動性の行動障害を引き起こすとするのである。こうした行動障害は，やがて主体の生活体験に影響を及ぼし，そのフィードバックが苦痛や絶望感を維持させるという。強化システムに変化を与える原因は，心因，遺伝，薬物，ウィルス，内分泌障害などいろいろあろう。さらに幼年期へさかのぼっての喪失体験や学習された無力傾向にも原因が求められよう。強化システムで神経伝達物質が変化し，強化刺激に対する無動反応として抑うつ行動が出現するのはそうした要因全体の作

用によるのである。

　種々の構造機能間の平衡関係に注目した「報酬システム理論」は，逃避行動における灰白質と正中視床下部の機能，欲求行動における外側視床下部の機能，そしてまた行動実現に際してこれら双方の構造間に生じる機能上の平衡を解明する足がかりとなろう。

　以上紹介した動物モデルは，研究方法の違いはあれ，実験的にその意義が証明されており，もとはといえば日常経験による直感，つまり周囲の刺激に対する反応が「動かない状態」となって出現する場合があることから着想を得ている。とはいえ現実には，問題となる構造，機能，伝達物質のいくつかについては検討されてはきたものの，この普遍的な行動反応をさらに追求した研究はほとんど見られない。例えばノルアドレナリンは，刺激に対する反応が自発的な状況に関わってくるというが，その刺激が嫌悪を伴う時だけに限られる。まさにここに広大な探求領域への入り口が開かれている。人間における遅滞の臨床研究はこの点から発するといえる。人間と動物に共通な多くの要素からなる遅滞は，本著で述べた理論や実用の意義を越えた，当然生物学的な現象なのであるから。

付録

抑うつ性遅滞評価スケール

D. Widlöcher

整理番号：
患者名：
評価者名：
評価日：

各項目は次のとおり 0 点から 4 点までの 5 段階で採点される。

 0：正常
 1：遅滞の疑い
 2：遅滞が見られるが目立たない
 3：遅滞が明らか
 4：遅滞が重度

FAC 遅滞に固有でない次のような要因があるか：
 パーキンソン症状群など他の病態、鎮静剤などの薬物作用、評価を歪める不安など他の精神状態
 特別な項目だけが影響されている場合には、その項目をスケールの最後に明記すること
 Y　はい　N　いいえ……………………………………[　]
 Y ならばそれはどんな要因か：

MAJ 遅滞を、
 1　過大評価　か　2　過小評価………………………[　]
 歩調と歩幅……………………………………………………[　]

1. FOU 0 正常
   1 遅滞は軽度だが明らかではない

2 次のいずれかひとつが見られる
   腕の振りや足取りに柔軟さを欠く
   足を引きずる歩調
   歩幅は自然だが遅い
   歩幅が狭いうえに遅い
3 上記2の下位項目から複数が見られる
4 支えられないと歩行不能

2.MOU 四肢と軀幹の動き……………………………………[ ]
0 速さ、大きさ、柔軟さが調和した自然な動き
   軀幹は椅子にゆったりと落ち着き、肩に力は入っていない
   動きは会話の内容と調和している
1 動きが少ない疑い
2 動きの減少が見られるが軽度
3 まれにしか四肢の動きがなく、動いても緩慢でぎこちなく
   わずかであるか、手だけの動きで腕の動きはない
   軀幹に動きはない
4 ベッドから離れることを拒否する
   椅子に座ったきり動かない

3. MIN 頭部と頸部の動きからなる表情………………………[ ]
0 頭部の動きは柔軟である
   視線は室内、評価者、興味を持ったものに自然な流れで注がれる
   口の動きも自然
1 動きが少ない疑い
2 動きの減少が見られるが軽度
   視線の動きはあるが固定されることが多い
   表情に変化はあるが乏しい
3 頭部の動きは見られない

　　　　　室内を見回したり評価者と目を合わすことなく、視線は下に向いたまま固定されている
　　　　　口唇の動きがなく構音が不良で笑顔も見られない
　　　　　表情は凍てついた状態
　　　4　完全に凍てつき、痛ましいほど無表情な顔貌

4. LAN　口調···[　]
　　　　0　正常な話し方
　　　　1　発話における遅滞の疑い
　　　　2　発話に遅滞があるが会話をわずかに妨げる程度
　　　　3　発話の遅滞で会話が困難
　　　　4　ほとんど寡黙

5. VOI　声の変化···[　]
　　　　0　正常
　　　　1　わずかに感じられる程度の減弱
　　　　2　減弱があり単調なため耳を傾けなければならない
　　　　3　ほとんど聞き取れないため、時に聞き直しを要する
　　　　4　まったく聞き取れない

6. BRE　受け答えの短さ··[　]
　　　　0　適当な言葉数での受け答えに困難が感じられない
　　　　1　やや言葉少なめと思われる
　　　　2　短い受け答えであるが会話の流れを妨げるほどでない
　　　　3　極めて断片的な受け答え（一言か二言）
　　　　4　単音節の受け答え

7. VAR　患者から自発的に提供される話題の豊かさ·················[　]
　　　　0　連想が容易
　　　　　　豊かで多彩な話題

1 患者からの話題は豊かさや多彩さをどうにか維持しているように見えるが、思考のスムーズな流れに患者は努力を要していると疑われる
2 患者自らの新たな話題提供はまれ
3 患者は新たな話題を自発的に提供できない
 精神的反芻
4 患者はもはや自ら話題を提供しようとせず、話し出しても理解困難な内容

8. RIC　評価者からの話題に対する思考の柔軟さ……………………[　]
0 容易な連想による柔軟な対応
1 評価者からの話題に対して、患者は豊かで多彩な話題を連想するように見えるが、思考のスムーズな流れに患者は努力を要していると疑われる
2 患者が連想することはまれで、連想しても話題は変化に乏しい
3 連想による話題提供はない
 精神的反芻
4 連想しようともしない

9. RUM　精神的反芻についての主観面……………………………[　]
0 困難のない自由な思考が可能と患者は感じている
1 上記0と下記2の間
2 日常生活の支障となるほど、繰り返しはびこるいくつかのテーマに思考が収束してしまうと患者は感じている
3 患者は自らの思考がただひとつの苦痛に満ちた懸念に常に立ち戻ってしまうと感じている
4 反芻という苦痛体験からまったく抜け出ることができないと患者は感じている

10. FAT 易疲労性……………………………………………………[　]
    0 疲労感を自ら話題にすることなく、質問で明らかになることもない
    1 疲労感は自らの話題に登らないが、質問で明らかになる
    2 疲労感のため、患者は日常生活に困難を感じている(食事、洗面、着替え、階段の昇降など)
    3 疲労感のため患者の動きは減少
    4 疲労感によるほとんど完全な無動

11. INT 日常的な興味……………………………………………………[　]
    0 患者は日常的な興味を維持している
    1 入院などの理由付けで、興味を抱いていたもののいくつかをやめてしまう
    2 何らかの活動性(テレビ、新聞、編み物など)に対する関心欠如を現在の状態のせいにする
    3 関心欠如の対象は広がり、患者の未来にまで及ぶ(ただし、面会や家族のことなど、ある程度の興味は維持されている)
    4 完全な関心欠如

12. TEM 現在の時間の流れに対する患者の感覚…………………………[　]
    0 健康なときの感覚と同じ
    1 現在の時はゆるやかに過ぎると患者は感じるが、活動性低下や入院などの影響による
    2 患者はかなりゆるやかな時の流れを感じるが、細かく質問してみないと明らかにならない
    3 時の流れに関する質問で、患者は自ずと容易に時の流れのよどみを答える
    4 現在の時が停滞していると患者が感じるほど障害はひどい未来に向かっての活動性は一切ない

13. MEM 記憶……………………………………………………………[ ]
    0 患者はいかなる記憶障害もないことを認め、評価者も見いだせない
    1 患者は記憶障害を認めるが、評価者には見いだせない
    2 記憶障害は客観的に認められるが、日常生活の支障にならない
    3 記憶障害は日常生活の支障となる
    4 真性の健忘症様状態

14. GEN 集中力………………………………………………………[ ]
    0 集中力に異常は見られない
    1 患者は正常に集中できるつもりでいるが、集中を要する作業のなかには困難と思われるものがある
    2 患者は集中力を欠くために困難を生じる作業があると自ら訴える(読書、計算、職場での仕事など)
    3 集中困難が重度となり、日常の情報を理解できない(新聞、テレビなど)
    4 集中力の低下により会話が困難

    GEN 遅滞の全般的評価(スケールに加算せず)………………………[ ]
    0 なし
    1 疑い
    2 明らか
    3 重度
    4 極めて重度

遅滞以外の要因から影響を受けている項目があれば記入すること:

文　献

1. Akiskal H.S. et McKinney W.T., Overview of Recent Research in Depression, Arch. Gen. Psychiat., 1975, 32, 285–305.
2. Akiskal H.S., Clinical Overview of Depressive Disorders and their Pharmacological Management, in Neuropharmacology of Central Nervous System and Behavioral Disorders, Palmer G. édit., Academic Press, Inc., 1981.
3. Andreasen N.C. et Pfohl B., Linguistic Analysis of Speech in Affctive Disorders, Arch. Gen. Psychiatry, 1976, 33, 1361–1367.
4. Äsberg M., Träskam L. et Thoren P., 5 HIAA in the cerebrospinal fluid. A biochemical suicide predictor ?, Arch. Gen. Psychiat., 1976, 33, 1193–1197.
5. Banki C.M., Correlation between cerebrospinal fluid metabolites and psychomotor activity in affective disorders, J. Neurochem., 1977, 29, 255–257.
6. Bibring E., The mechanism of depression, in Affective Disorders, Greenacre P. édit., New York, International Universities Press, 1953, p. 14–47.
7. Bielski R.J. et Friedel R., Prediction of tricyclic antidepressant response, Arch. Gen. Psychiat., 1976, 33, 1479–1489.
8. Carlson G., Affective Psychoses in Mental Retardates, in Psychiatric Clinics of North America. Affective Disorders Special Clinical Forms, Akiskal édit., 1979, 499–510.
9. Cassano G.B., Castrogiovanni P. et Conti L., Drug response in different anxiety states under benzodiazepine treatment. Some multivariate analyses for the evaluation of ((rating scale for depression)) scores, in The Benzodiazepines, New York, Raven Press, Garattini, Mussini et Randall édit., 1975.
10. Checkley S.A., A new distinction between the euphoric and the anti-depressant effects of Methylamphetamine, Brit. J. Psychiat., 1978, 133, 416–423.
11. Cohen R.M., Weingartner H., Smallberg S.A., Pickard D. et Murphy D. L.. Effort and Cognition in Depression, Arch. Gen. Psychiat., 1982, 39, 593–597.
12. Costello C.G., Anxiety and Depression : the adaptative emotions, Montreal-London, Universities Press., 1976.
13. Cremniter D., Delcros J., Guelfi J.D. et Fermanian J., Une enquête sur les états dépressifs en médecine générale, Eacéphale, 1982, IV, 523–537.

14. Cros. Analyse factorielle de l'Echelle de Ralentissement de Widlöcher sur une population de déprimés, thése médecine. Toulouse, 1981.
15. Crow T. J. et Deakin J.F.W., Affective change and the mechanisms of reward and punishment : a neurohumoral hypothesis, Biological Psychiatry, 1981, 536–541.
16. Delay J., Les dérèglements de l'humeur, Paris, Presses Universitaires de France, 1964, 179 p.
17. Eckmann P., Friesen W. et Ellsworth P., Emotion in the human face, New York, Pergamon Press, 1972.
18. Engel G.L., Anxiety and depression withdrawal : the primary affects of unpleasure. Int. J. Psychoanal., 1962, XLIII, 82–97.
19. Feline A., Sémiologie de l'inhibition, Encéphale, 1978, IV, 413–419.
20. Glassman A. M. et Rose S.P., Delusional depression : a distinct clinical entity ?, Arch. Gen. Psychiat., 1981, 38, 424–427.
21. Goldstein I.B., The relationship of muscle tension and automatic activity to psychiatric disorders, Psychosom. Med., 1965, 27, 39–51.
22. Greden J.F. et Caroll B.J., Psychomotor function in affective disorders : an overview of new monitoring techniques, Am. J. Psychiat., 1981, 138, 1441–1448.
23. Guntrip H., The manic depressive problem in the light of the schizoïd process, Int. J. Psychoanal., 1962, 43, 98–112.
24. Hamilton M., A rating scale for depression, J. Neurol. Neuro-Surg. Psychiatry, 1960, 23, 56–62.
25. Hatotani N., Nomura J., Yamaguchi T. et Kitayama I., clinical and experimental studies on the pathogenis of depression. Psychoneuroendocrinology, 1977, 2, 115–130.
26. Hrdina P.D., Von Kulmiz P. et Stretch R., Pharmacological modification of experimental depression in infant macaques, Psychopharmacology, 1979, 64, 89–93.
27. Janowsky D.S., A cholinergic-adrenergic hypothesis of mania and depression, Lancet, 1972, 2, 632–635.
28. Johnson G. F. S., Endocrine dysfunction in depression, Beumont/Burrows Eds., Handoook of Psychiatry and Endocrinology, Elsevier Biomedical Press, 1982, p.239–266.
29. Jouvent R., Frechette D., Binoux F., Lancrenon S. et des Lauriers A., Le ralentissement psychomoteur dans les états dépressifs : construction d'une Echelle d'évaluation quantitative, Encéphale, 1980, IV, 41–58.
30. Jouvent R. Lecrubier Y., Steru L., Lancrenon S. et Widlöcher D., Analyse multifactorielle de l'Echelle de Ralentissement dépressif utilis-

ée chez les déprimés ambulatoires, Psychologie médicale, 1980, 13.
31. Kraemer G.W. et McKinney W.T., Interactions of pharmacological agents with alter biogenic amine metabolism and depression, J. Affect. Dis., 1979, 1, 33–54.
32. Kuhn R., The treatment of depressive states with G 22355 (Imipramine hydro-chloride), Am. J. Psychiat., 1958, 115, 459–464.
33. Kupfer D.J., Weiss B.I., Foster F.G., Detre T.P., Delgado J. et McPortland R., Psychomotor activity in affective states, Arch. Gen. Psychiat., 1974, 30, 765–768.
34. Le Goc I., Contribution à l'étude des effets des anxiolytiques et des antidépresseurs chez des malades déprimés, thèse médecine, Paris, 1981.
35. Lemperiére T., Les troubles thymiques au cours de la schizophrénie. Etudes cliniques, in Symposium sur les troubles thymiques dans les schizophrénies, Paris, 1975, 10–13.
36. Lorenz M. et Cobb S., Language behavior in manic patients. Arch. Neurol. Psychiat., 1952, 69, 763–770.
37. Miller W., Rosellini R. et Seligman M., Learned helplessness and depression, in Experimental Models. San Francisco, Freeman edit., 1977, 104–130.
38. Nelson J.C. et Charney D.S., The symptoms of major depressive illness, Am. J. Psychiat., 1981, 138, 1–13.
39. Olivier Martin R.. L'inhibition schizophrénique, Encéphale, 1978, IV, 443–451.
40. Ostwald P., Soundmaking, The acoustic communication of emotion. Springfield Charles C. Thomas, 1963.
41. Overall J.E., The brief psychiatric rating scale in psychopharmacology research, in Psychalogical Measurements in Psychopharmacology. Modern Problems in Pharmacopsychiatry, Bâle. Karger., 1974.
42. Pellet J., Lang J.F., Faure R., Ouvry M.C., Marcon M. et Carrier E., Contribution à la validation de l'Echelle de Ralentissement de Widlöcher : examen d'un échantillon de sujets non ralentis non déprimés, Ann. Méd. Psy.
43. Pichot P., Piret J. et Clyde D.J., Analyse de la symptomatologie dépressive subjective, Revue de Psychologie appliquée, 1966, 2, 105.
44. Pickar D., Sweeney D.R., Maas J.W. et Heninger, G.R., Primary affective disorder, clinical state change and MHPG excretion, Arch. Gen. Psychiat., 1978, 35, 1378–1383.
45. Pope B., Plass T. et Siegman A. et coll., Anxiety and depression in speech, J. Consult. Clin. Psychol., 1970, 35, 128–133.

46. Porsolt R.D., Bertin A. et Jalfre M., Behavioural despair in mice : a primary screening test for antidepressants, Arch. Int. Pharmacodyn. Ther., 1977, 229, 327–336.
47. Prange A.J., The use of drugs in depression : its theoritical and practical basis, Psychiatry Annals, 1973, 3, 56–75.
48. Rosenfeld H., A note on the precipitating factor in symposium on ((depressive illness)), Int. J. Psychoanal., 1960, 41, 512–513.
49. Sadoun R. et Quemada N., Epidémiologie de la dépression, Sem. Hop. Paris, 1981, 57, 780–785.
50. Sandler J. et Joffe W.(1969), Toward a basic psychoanalytic model, Int. J. Psychoanal., 50, 79–90.
51. Schildkraut J.J., Catecholamine metabolism and affective disorders : studies of MHPG excretion, in Frontiers in catecholamine research, Usdin E., Suyder S. édit., New York, Pergamon Press., 1973
52. Schubert D.S.. A biohasic change in mood with a tricyclic antidepressant. J. Nerv. Ment. Dis., 1979, 167, 4 248–249.
53. Shwartz G.E., Fair P.L., Salt P., Mandel M.A. et Klerman G.L., Facial muscle patterning to affective imagery in depressed and non–depressed subjects, Science, 1976, 192, 489–491.
54. Suomi S. et Harlow H., Production and alleviation of depressive behaviors in monkeys, in Psychopathology experimental models, San Francisco, Freeman, 1977, 131–173.
55. Szabadi E., Bradsmaw M. et Besson J.A.O., Elongation of pause time in speech : a simple measure of motor retardation in depression, Brit. J. Psychiat., 1974, 129, 592–597.
56. Van Praag H.M., Retarded depression and the dopamibe metabolism, Psychopharmacologia, 1971, 19, 199.
57. Van Praag H.M., Signfficance of biochemical parametres in the diagnosis, treatment and prevention of depressive disorders, Biol. Psychiat., 1977, 12, 101–131.
58. Van Putten T. et May P.R.A., Akinetic depression in schizophrenia, Arch. Gen. Psychiat., 1978, 35, 1101–1107.
59. Weckowicz T.E., Fam C.I., Mason J. et Bay K.S., Speed in test performance in depressed patients, J. Abnorm. Psychol., 1978, 87, 5, 578–582.
60. Weingarten H., Cohen R.M., Murphy D.L., Montello J. et Gerdt C., Cognitive processes in depression, Arch. Gen. Psychiat., 1981, 38, 4247.
61. Widlöcher D., Lecrubier Y. et Legoc I., The place of anxiety in depressive symptomatology, Brit. J. Clin. Pharmacology, 1983, 15, 171S–179S.

62. Zeldine G., A propos de l'utilisation d'une l3chelle d'évaluation en psychiatrie transculturelle, Encéphale, 1975, I, 133–145.
63. Zetzel E., Introduction to symposium on depression illness, Int. J. Psychoanal., 41, 476–480.
64. Allilaire J.F., Dantchev N., Raoux N., Benoit O., Widlöcher D., Actometry : its contribution to the study of depression. A synthesis of three studies, Clinical Neuropharmacology, 1992, 15, 1(B), 10B.
65. Allilaire J.F., Dantchev N., Raoux N., Gozhlan A., Widlöcher D., The course of depressive psychomotor retardation in patients under antidepressant treatment : clinical and experimental data. XIX th Collegium Internationale Neuro-Psychopharmacologicum, Washington, June 27–July 1, 1994.
66. Allilaire J.F., Dantchev N., Raoux N., Raffaitin F., Widlöcher D., Actometry study of motor behavior in depressives before and after treatment with trimipramine. Clinical Neuropharmacology, 1990, 13, 2, 17.
67. Benoit O., Royant-Parola S., Borbely A.A., Tobler I., Widlöcher D., Circadian aspects of motor activity in depressed patients. Acta Psychiatrica Belgica, 1985, 85 : 582–592.
68. Bobon D.P., Lecor A., Von Frenckell R., Lavergne G., Critical Flicker Fusion Frequency. Introduction to the CINP session in Goteborg and methodolognal recommandations. Pharmaco. Psychiatr., 1982, 15, S1, 1–4.
69. Borbely A.A., Long-term of the rest-activity cycle in man. In : Zbinden G., ed. Application of behavioral Pharmacology in Toxicology. New York Raven Press, 1983.
70. Brown A., Smolenski H., D'Alelonzo G., Redmont D., Conrad E., Hsi B., Circadian rhythm in human activity objectively quantified by actigraphy. In : Chronobiology : its role in clinical medicine, General Biology and Agriculture, Part A., New York, Wiley–Liss, 1994.
71. Bungener C., Jouvent R., Derouesné C., Affective Disturbances in Alzheimer's Disease. Journal of American Geriatrics Society, 1996, 44, 1–6.
72. Bungener C., Lefrére JJ., Widlöcher D., Jouvent R., Emotional Deficit : an adaptative and evolutive Process in HIV Infection. European Psychiatry, 1995, 10, 345–351.
73. Byrne D.G., Choice reaction time in depressive states. British Journal of Social and Clinical Psychology, 1976, 15, 149–156.
74. Channon S., Baker J.E., Robertson M.M., Working memory in clinical depression : an experimental study. Psychol. Med., 1993, 23, 87–91.
75. Clark W.C., Brown, Tutschman J., Flicker sensitivity and response bias

in psychiatric patients and normal subjects. J. Abnorm. Soc. Psycholo., 1967, 72, 35–42.
76. Clark W.C., Rutschman J., Link R., Brown J.C., Comparison of flicker-fusion thresholds obtained by the methods of forced choice ans limits in psychiatric patients. Perceptual and Motor Skills, 1963, 16, 19–30.
77. Clark W.C., The psyche in psychophysics : a sensory decision analysis on the effects of instructions on flickes sensity and response bias. Psychological Bulletin, 1966, 65, 358–365.
78. Dantchev N., Allilaire J.F., Measures of selective attention circadian variations in depressives before and after treatment. (in press, 1998)
79. Dantchev N., Allilaire J.F., Raoux N., Intérêt des études actométriques dans la dépression. Annales médico-psychologiques, 1992, 150, 206–210.
80. Friedman A.S., Minimal effects of severe depression on cognitive functionning. Journal of Abnormal Psychology, 1964, 69, 237–243.
81. Ghozlan A., Widlöcher D., Decision time and movement time : differential effects of practice. Perceptual and Motor Skills, 1987, 65, 355–358.
82. Ghozlan A., Widlöcher D., Decision time and movement time in depression : differential effects of practice before and after clinical improvement. Perceptual and Motor Skills, 1989, 68, 187–192.
83. Ghozlan A., Widlöcher D., Epreuves cognitives et ralentissement psychomoteur dépressif. Journal de Psychiatrie Biologique et Thérapeutique, 1987, 25, 14–17.
84. Ghozlan A., Widlöcher D., Ralentissement psychomoteur dépressif et traitement de l'information. Psychologie Française, 1988, 34-4, 251–258.
85. Greden J.F., Albala A.A., Smokler I.A., Gardner R., Caroll B.J., Speech pause time : a marker of endogenous depression. Biological Psychiatry, 1981, 16, 851–59.
86. Greden J.F., Caroll B.J., Decrease in speech pause time with treatment of endogenous depression. Biological Psychiatry, 1980, 15, 575–87.
87. Hadzi-Pavlovic D., Hickie I., Brodaty H., Boyce P., Mitchell P., Wilhelm K., Parker G. Inter-rater reliability of a refined index of melancholia : the CORE system. Journal of Affective Disorders, 1993, 27, 155–162.
88. Hardy P., Jouvent R., Widlöcher D., Speech pause time and the retardation rating scale for depression. Towards a reciprocal validation.

Journal of Affective Disorders, 1984, 6, 123-7.
89. Haskovic D.G., Kietzman M.L., Sutton S. Visual flicker in depression : Response criteria, confidence ratings and response times. Psychological Medicine, 1986, 16, 187-197.
90. Hertel P.T., Rude S.S., Depressive deficits in memory : focusing attention improves subsequent recall. J. Exp. Psychol. Gen., 1991, 120, 301-309.
91. Hoffmann G.M.A., Gonze J.C., Mendlewicz J., Speech pause time as a method for the evaluation of psychomotor retardation in depressive illness. British Journal of Psychiatry, 1985, 146, 535-38.
92. Johnson F.N., Depression : some proposal for future research. Diseases of the Nervous System, 1975, 36, 228-232.
93. Knott V., Lapierre Y., Electro-physiological and behavioral correlates of psychomotor responsivity in depression. Biological Psychiatry, 1987, 22, 313-324.
94. Kripke D.F., Mullaney D.J., Atkinson M., Sanford W., Circadian rhythm disorders in manic-depressives. Biological Psychiatry, 1978, 13 : 3, 335-350.
95. Mawdsley C., Gamsu C.V., Periodicity of speech in parkinsonism. Nature, 1971, 231, 315-316.
96. Moffoot A.P.R., O'Caroll R.E., Bennie J., Corrol S., Dick H., Ebmeir K.P., Goodwin K.P., Diurnal variation of mood and neuropsychological function in major depression with melancholia. J. of Affective Disorders, 1994, 32, 257-269.
97. Nunn C.M.H., A model of the functionnal psychoses. Acta Psychiatrica Scandinavia, 1980, 62, 75-84.
98. Parker G., Brotchie H., Psychomotor change as a feature of depressive disorders : an historical overview. Australian and New Zealand Journal of Psychiatry, 1992, 26, 146-155.
99. Parker G., Hadzi-Pavlovic D., Boyce P., Wilhelm K., Brodaty H., Mitchell P., Hickie I., Eyers K., Classifying depression by mental signs. British Journal of Psychiatry, 1990, 157, 55-65.
100. Parker G., Hadzi-Pavlovic D., Mitchell P., Hickie I., Wilhelm K., Brodaty H., Boyce P., Roy K., Distinguishing melancholia and non-melancholic depression : a comparison of six systems. Psychiatry Research, 1991, 39, 211-226.
101. Parker G., Hadzi-Pavlovic D., Prediction of response to antidepressant medication by a sign-based index of melancholia. Australian and New Zealand Journal of Psychiatry, 1993, 27, 56-61.

102. Parker G., Hadzi–Pavlovic D,. Wilhelm K., Hickie I., Brodaty H., Boyce P., Mitchell P., Eyers K., Defining melancholia : Properties of a refined sign–based measure. British Journal of Psychiatry, 1994, 164, 316–326.

103. Pellet J., Duflos A., Chazot L., Lang F., Askevis M., Merley P., Gauthey C., L'analyse hierarchique de l'échelle de ralentissement depressif de Widlöcher. Annales Médico-Psychologiques, 1987, 145, 3, 265–271.

104. Raoux N., Benoit O., Dantchev N., Denise P., Franc B., Allilaire J.F., Widlöcher D., Circadian pattern of motor activity in major depressed patients undergoing antidepressant therapy : relationship between actigraphic measures and clinical course. Psychiatry Research, 1994, 52 : 85–98.

105. Royant-Parola S., Borbely A.A., Tobler I., Benoît O., Widlöcher D., Monitoring of long-term motor activity in depressed patients. British Journal of Psychiatry, 1986, 149, 288–93.

106. Smith M.J., Brébion G., Banquet J.-P., Allilaire J.F., Experimental evidence of cognitive disorders in depressives. Journal of Psychiatry Research, 1994, 28, 4, 401–411.

107. Smith M.J., Brébion G., Banquet J.-P., Cohen L. Retardation in mentation in depressives : posner's covert orientation of visual attention test. Soumis pour publication, 1996.

108. Szabadi E., Bradsman C.M., Besson J.A.O., Elongation of pause time in speech. A simple, objective measure of motor retardation in depression. British Journal of Psychiatry, 1976, 129, 592–597.

109. Szabadi J.H., Bradshaw C.M., In : Simpson M.H. (ed.), Speech in Depressive States. Psycholinguistics in Clinical Practice, New York : Irvington Publ. 1980.

110. Thomas J., Raoux N., Everett J., Dantchev N., Le déficit de l'attention sélective et son évolution au cours de la depression. L'Encéphale, 1997

111. Weckowicz T.E., Tam C., Masson J., Bays V.S., Speed in test performance in depressed patients. Journal of Abnormal Psychology, 1983, 87, 578–582.

112. Wehr T.A., Goodwin F.K., Wirz-Justice A., Breitmaier J., Craig C., 48-hour sleep-wake cycles in manic-depressive illness. Archives of General Psychiatry, 1982, 39 : 559–565.

113. Widlocher D., Ghozlan A., The measurement of retardation in depression. In Hindmarch I., Stonier P.D. uman psychopharmacology : Measures and methods, vol. 2, John Wiley & Sons Ltd, 1989.

人名索引

アキスカル	Akiskal, H. S. 49	シュベール	Shubert, D. S. 79
アブラハム	Abraham 8	ジョフ	Joffe, W. 17
アリレール	Allilaire 1	ジョンソン	Johnson, G. F. S. 39
アレタイオス	Aretee 11	スザバディ	Szabadi, E. 22
アンドレアゼン	Andreasen, N.C. 22	スタイン	Stein 89
アンリ・エー	Henry Ey 13	ストループ	Stroop 42
ヴァン・プタン	Van Putten, T. 73	スピッツ	Spitz 18
ヴィドロシェ	Widlöcher, D. 1, 37	スミス	Smith, M. J. 40
ウェコヴィッチ	Weckowicz, T.E. 24	ゼッツェル	Zetzel 17
エンゲル	Engel, G. L. 17	ダーウィン	Darwin 21
オーバーオール	Overall, J. E. 20	ダルクール	Darcourt viii
オールズ	Olds 89	チェクレー	Checkley, S. A. 80
オリヴィエ・マルタン	Olivier Martin, R. 73	デュマ	Dumas, G. 12
カールソン	Carlson, G. 74	デ・ロリエ	Des Lauriers 59
ガムス	Gamsu, C. V. 36	トメー	Tomey 74
ガントリップ	Guntrip, H. 17	ドレー	Delay, J. 6
キャロル	Caroll, B. J. 22	トレル	Trel 42
クップファー	Kupfer, D. J. 23	ナン	Nunn, C. M. H. 38
クラーク	Clark, W. C. 39	ネルソン	Nelson, J. C. 15, 55
グラスマン	Glassman, A. M. 53	ノット	Knott, V. 38
グラセ	Grasset 56	パーカー	Parker, G. 34
グルディン	Greden, J. F. 22, 36	ハーディ	Hardy, P. 37, 56
クレイトン	Clayton 56	ハーロー	Harlow 18
クロウ	Crow, T. J. 90	バイヤルジェ	Baillarger 12
ゲラル	Gayral viii	ハスコヴィッチ	Haskovic, D. G. 39
コヴィ	Covi 33	ハミルトン	Hamilton, M. 15
コーエン	Cohen 74	ビールスキー	Bielski 15
ゴールドシュタイン	Goldstein, I. B. 23	ピショー	Pichot, P. 15
ゴズラン	Ghozlan, A. 37	ピネル	Pinel 12
サンドラー	Sandler 17	ビブリング	Bibring 17
ジェルストル	Gerstlé 59	ビルヌ	Byrne, D. G. 38
ジャノフスキー	Janowsky, D. S. 90	ファイナー	Feighner 27
シャルネー	Charney, D. S. 15, 55	フェルマニアン	Fermanian viii
ジュヴァン	Jouvent, R. 45, 59	ブノワ	Benoit 35

プフォール	Pfohl 22	モーズレー	Mawdsley, C. 36
ブラドシャウ	Bradshaw 36	モフート	Moffoot, A. P. R. 41
ブランジュ	Prange, A. J. 78	ラスキン	Raskin 33
フリーデル	Friedel, R. 15	ラピエール	Lapierre 37
フルシェット	Frechette 1	ラング	Lange, J. 12
プルースト	Proust 7	ランクルノン	Lancrenon, S. viii
フロイト	Freud viii, 7, 8	ルクリュビュエ	Lecrubier, Y. 19
ベック	Beck 15	ル・ゴック	Legoc, I. 69
ペレ	Pellet, J. viii	レイ	Rey 40
ポスナー	Posner 40	ローゼンフェルド	Rosenfeld, H. 17
ポプ	Pope, B. 22	ロール	Lorr 20
ホフマン	Hoffman 37	ロワヤンパローラ	Royant-Parola, S. 35
ポワール	Poire 60	ワインガルトナー	Weingartner 24

訳者略歴

斎藤　徹（さいとう　とおる）

- 1954年　秋田市生まれ
- 1979年　岩手医科大学卒業
- 1979年　岩手医科大学神経精神科入局
- 1982年　秋田県厚生連山本組合総合病院　神経精神科勤務
- 1984年　秋田県厚生連鹿角組合総合病院　神経精神科勤務
- 1991年　フランス政府給費生として，パリ，サルペトリエール病院
  電気生理学応用神経生理学研究室(LENA)留学
- 1993年　医療法人智徳会岩手晴和病院勤務
- 1996年　財団法人東北予防衛生会青葉病院勤務
- 2000年　10月より仙台にて一番町メンタルクリニックを開業

一番町メンタルクリニック

〒980-0811 仙台市青葉区一番町二丁目2番13号 仙建ビル5F
TEL：022(221)2277／FAX：022(221)0778

うつ病の遅滞度を測定する

2000年9月25日　初版第1刷発行

編著者　ダニエル・ヴィドロシェ

訳　者　斎藤　徹

発行者　石澤　雄司

発行所　株式会社 星 和 書 店
　　　　東京都杉並区上高井戸1-2-5　〒168-0074
　　　　電話 03(3329)0031（営業部）／(3329)0033（編集部）
　　　　FAX 03(5374)7186

Ⓒ2000　星和書店　　　Printed in Japan　　　ISBN4-7911-0425-0

書名	著者	判型	価格
精神保健指定医 取得申請マニュアル フロッピーディスク付	山根茂雄著	A5判 112p	2,600円
神経科精神科 卒後研修マニュアル 〈第一部・基本コース〉	倉知、鈴木 齋藤編	A5判 192p	2,800円
精神科ハンドブック(1) 診断と治療	大原健士郎監修	B6判 280p	4,000円
精神科ハンドブック(2) 気分(感情)障害	大原健士郎監修	B6判 228p	4,000円
精神科ハンドブック(3) 神経症と近接領域	大原健士郎監修	B6判 264p	4,000円
精神科ハンドブック(5) 脳器質性疾患・てんかん・その他	大原健士郎監修	B6判 328p	4,000円
精神科ハンドブック(6) 心理検査	大原健士郎監修	B6判 264p	4,000円

発行:星和書店　　　　価格は本体(税別)です